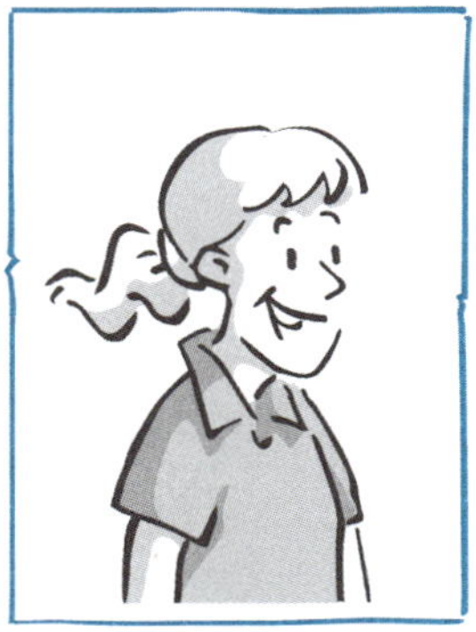

Leonie, 12 Jahre, hat Waschzwänge

Zwangsgedanke:	»Ich könnte mich oder meine Familie mit Salmonellen anstecken. Dann werden wir alle krank, und ich bin schuld.«
Zwangshandlung:	Häufiges und langes Händewaschen nach einer bestimmten Abfolge
Leonie vermeidet folgende Auslöser:	Alles, was schmutzig sein könnte, z.B. öffentliche Toiletten, Essen außer Haus, Türklinken und Griffe anfassen, Kinobesuche

Tricks des Zwangsmonsters

Es übertreibt die tatsächliche Gefahr:	»Du kannst Dich jederzeit und überall mit Salmonellen anstecken! Salmonellen sind ganz gefährlich, sogar tödlich!«
Es übertreibt die Verantwortung:	»Wenn Du Dich nicht wäschst, bist Du schuld, wenn Deine Familie an Salmonellen stirbt!«
Es bietet falsche Erklärungen an:	»Wenn Du so eine Angst vor Salmonellen hast, zeigt das doch, wie gefährlich sie sind. Sonst hättest Du ja keine Angst!«
Es macht falsche Versprechen:	»Mach, was ich Dir sage, dann bekommt Ihr, Du und Deine Familie, keine Salmonellen!«

Wie ist Leonie ihre Zwänge los geworden?

Üben, üben, üben:	Auslöser wie z.B. Türöffner im Bus anfassen, ohne hinterher die Hände zu waschen, ungewaschenes Obst essen
Gegen-Sätze sagen:	»Ich glaub Dir nicht. Du übertreibst gewaltig.«
Unterstützung suchen:	Mutter

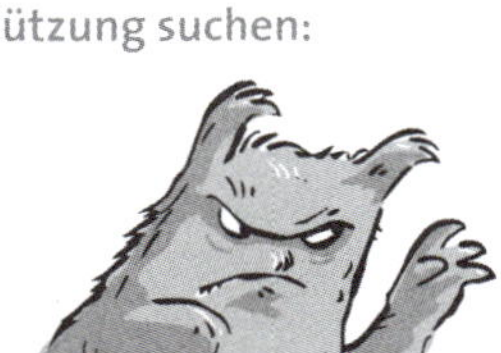

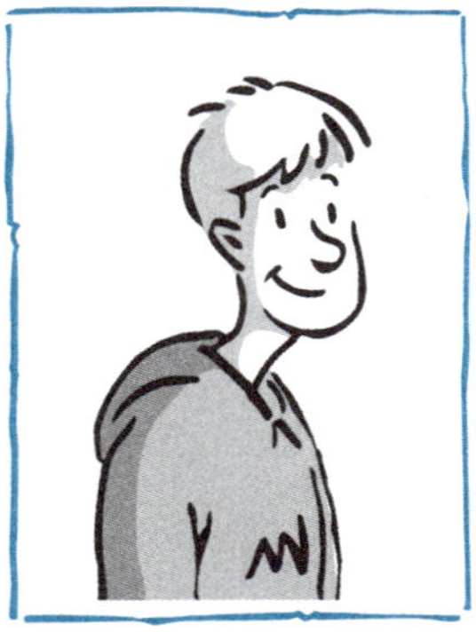

Ben, 15 Jahre, kämpft mit Wiederholungszwängen

Zwangsgedanke:	»Wenn Du an schlimme Dinge denkst, können sie tatsächlich passieren.«
Zwangshandlung:	Eine Handlung dreimal wiederholen und dabei an etwas Gutes denken. Wiederholt die Eltern fragen, ob nichts Schlimmes passiert ist.
Ben vermeidet folgende Auslöser:	Nachrichten, Bücher oder Filme, in denen schlimme Dinge passieren, Wörter wie z.B. Tod, Friedhof, Mord

Tricks des Zwangsmonsters

Es behauptet, schlechte Gedanken führen zu schlimmen Ereignissen:	»Wenn Du an deine Mutter und an einen Unfall gleichzeitig denkst, wird Deine Mutter einen Unfall haben.«
Es übertreibt die Verantwortung:	»Und Du allein bist daran schuld!«
Es macht falsche Versprechen:	»Wenn Du tust, was ich sage, passiert nichts Schlimmes und Du musst keine Schuldgefühle haben.«

Wie ist Ben seine Zwänge los geworden?

Üben, üben, üben:	»Nur noch dreimal statt zwanzigmal die Eltern fragen, ob nichts Schlimmes passiert«
Gegen-Sätze sagen:	»Ich lasse mir von Dir keine Angst einjagen. Ich bin nicht verantwortlich!«
Unterstützung suchen:	Therapeutin

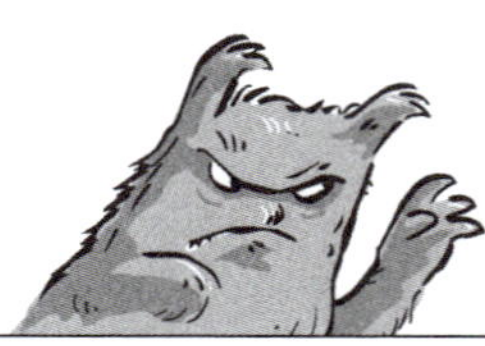

Susanne Fricke und Katharina Armour

Dem Zwang die rote Karte zeigen

Susanne Fricke und Katharina Armour: Dem Zwang die rote Karte zeigen
Ein Ratgeber für Kinder und Jugendliche und ihre Eltern

4., korrigierte Auflage 2026
ISBN: 978-3-86739-396-6
ISBN E-Book (PDF): 978-3-86739-397-3
ISBN E-Book (EPUB): 978-3-86739-398-0

Bibliografische Information der Deutschen Nationalbibliothek
Die Deutsche Nationalbibliothek verzeichnet diese Publikation in der Deutschen Nationalbibliografie; detaillierte bibliografische Daten sind im Internet über https://portal.dnb.de abrufbar.

Psychiatrie Verlag GmbH
Ursulaplatz 1
50668 Köln
info@psychiatrie-verlag.de

Lektorat: Karin Koch, Köln
Umschlagkonzeption und -gestaltung: Michael Schmitz, www.grafikschmitz.de, Arnbruck unter Verwendung eines Bildes von Claus Ast, Nierstein
Illustrationen: Claus Ast, Nierstein
Typografie und Satz: Iga Bielejec, Nierstein
Druck und Bindung: Westermann Druck Zwickau

Susanne Fricke und Katharina Armour

Dem Zwang die rote Karte zeigen

Ein Ratgeber für Kinder und Jugendliche
und ihre Eltern

BALANCE ratgeber

Geleitwort 9

Warum es sich lohnen könnte, dieses Buch zu lesen 10

1 **Falsche Freunde: Zwänge und ihre Tricks erkennen** 13
1.1 Was sind Zwänge und welche gibt es? 14
1.2 Was ist noch normal, was schon ein Zwang? 33
1.3 Andere Erkrankungen, die Zwängen ähneln 36
1.4 Wie Zwänge entstehen: das Zwangspuzzle 38
1.5 Warum Zwänge häufig nicht von allein weggehen 54
1.6 Noch mal das Wichtigste 58

2 **Hilfe suchen und finden** 59
2.1 Zur Therapie gehen: ambulante Verhaltenstherapie 60
2.2 Therapie im Krankenhaus 64
2.3 Medikamente 66
2.4 Noch mal das Wichtigste 67

3 **Was Du selbst tun kannst** 68
3.1 Den Zwang besser kennenlernen 69
3.2 Was hilft: Methoden gegen die Zwänge 75
3.3 Schritt für Schritt den Zwang vertreiben 82
3.4 Noch mal das Wichtigste 97

4 **Wie Dich Deine Familie unterstützen kann** 98
4.1 Was immer hilfreich ist 99
4.2 Nicht mehr auf den Zwang hören 101
4.3 Unterstützung gegen den Zwang 107
4.4 Noch mal das Wichtigste 112

5 **Häufige Fragen zum Zwang** 113
5.1 Fragen von Kindern und Jugendlichen 113
5.2 Fragen von Eltern 117

6 **Anlaufstellen und Literatur** 124

7 **Anhang: Alle Arbeitsblätter** 125

Als ich im Alter von elf Jahren an einer Zwangsstörung erkrankte, schrieben wir das Jahr 1969. Damals waren Zwänge Psychologen und Medizinern fast unbekannt, Aussichten auf eine hilfreiche Therapie gab es nicht. So dauerte es ganze dreißig Jahre, bis ich im Jahr 1999 im Alter von 41 Jahren erstmals eine Therapie erhielt, die mir wirklich geholfen hat. Ich habe viel Zeit meines Lebens mit den Zwängen verloren, die Zeit hätte ich für schöne Dinge nutzen können.

Heute sind die Hilfsangebote für Zwangsstörungen deutlich besser. Psychologen und Ärzte wissen, was Zwänge sind, und es gibt mit der Verhaltenstherapie auch eine Erfolg versprechende Behandlungsmethode. Alles, was zu Zwängen wichtig ist, haben die Fachleute aufgeschrieben. In den sogenannten »S3-Leitlinien Zwangsstörungen« kann jeder nachlesen, was zu tun ist. Doch was nützen Informationen für Fachleute, wenn wir Kindern, Jugendlichen und deren Eltern erklären wollen, was Zwänge sind und wie sie bewältigt werden können?

Diese Aufgabe haben die Autorinnen dieses Buches übernommen. Endlich gibt es einen ausführlichen Ratgeber zu Zwängen, der direkt für Kinder, Jugendliche und deren Eltern geschrieben wurde. Die Autorinnen beschreiben in fünf Kapiteln alles, was man zu Zwängen und deren Behandlung wissen sollte. Und in diesem Buch kommen auch Kinder zu Wort und berichten von ihren Erfahrungen, sodass sehr deutlich wird, dass Zwangserkrankungen nicht selten sind und man nicht allein damit zu kämpfen hat.

Gerade bei Kindern und Jugendlichen ist es wichtig, ihnen Zwänge zu erklären, denn je früher eine Zwangsstörung erkannt wird, umso leichter ist es, die Erkrankung wieder loszuwerden. Der Zwang hat die Eigenschaft, Besitz von dem Menschen zu nehmen, der davon betroffen ist. Je länger diese »Beziehung« dauert, umso schwieriger wird es, sich wieder vom Zwang loszusagen.

Ich danke den Autorinnen für dieses Buch, weil es für Kinder und Jugendliche wirklich eine Hilfe sein wird, Zwänge zu verstehen und zu bewältigen. Mein Wunsch wäre es, dass nicht mehr dreißig Jahre vergehen, bis von Zwängen betroffene Menschen Hilfe finden. Was ich in meinem Leben mit den Zwängen durchlitten habe, lässt sich heute vermeiden. Dieses Buch kann dazu beitragen. Mögen die Leserinnen und Leser Kraft und Ermutigung finden, den Zwängen erfolgreich entgegenzutreten. Denn: Kinder sind unsere Zukunft.

Antonia Peters, ehem. Vorsitzende der Deutschen Gesellschaft Zwangserkrankungen e.V.

Liebe Kinder, liebe Jugendliche,
Menschen, die eine Zwangserkrankung haben, müssen andauernd Dinge denken oder machen, die sie nicht denken oder machen wollen, weil sie eigentlich wissen, dass das Quatsch ist. Trotzdem können sie sich oft nur schwer dagegen wehren. Die Vernunft kann sich gegen die Zwangserkrankung häufig kaum oder auch überhaupt nicht durchsetzen. Weil das so ist, schämen sich viele Kinder und Jugendliche und bemühen sich, die Krankheit zu verheimlichen. Bei vielen wissen höchstens die Eltern und Geschwister Bescheid. Freunde, Klassenkameraden, Ausbildungskollegen oder die anderen Kinder im Sportverein – keiner soll etwas davon erfahren. Das Verheimlichen kostet viel Kraft, und dabei verbraucht doch der Zwang schon so viel Kraft. Und es führt dazu, dass man sich als Betroffener häufig einsam fühlt.

Dabei sind Zwangserkrankungen gar nicht so selten. Schätzungsweise ein bis zwei Prozent aller Kinder und Jugendlichen leiden unter Zwängen, Jungen und Mädchen etwa gleich häufig. Die Krankheit beginnt im Durchschnitt mit zehn Jahren. Es gibt aber auch Kinder, die schon sehr viel früher krank werden, schon mit drei oder vier Jahren. Oft ist es schwer, den genauen Anfang festzustellen, weil sich die Zwänge allmählich eingeschlichen haben. Aus normalen Gewohnheiten werden allmählich kleine Ticks, bis man irgendwann denkt: »Mensch, hier stimmt doch was nicht!« Die Eltern machen sich Sorgen, weil ihr Kind sich verändert hat. Es kommt aber auch vor, dass Zwänge plötzlich anfangen. Dann hängt es häufig damit zusammen, dass etwas passiert ist, wodurch sich die Zwangserkrankung erklären lässt.

Haben sich Zwänge erst einmal richtig ausgebreitet, verursachen sie viel Leid. Sie kosten sehr viel Kraft und Zeit, die einem dann bei anderen Dingen fehlen. Außerdem wirken sie sich ungünstig auf andere Lebensbereiche aus: die Schule oder die Ausbildung, Freundschaften, Freizeit und Hobbys. Auch die anderen Familienmitglieder müssen oft unter den Zwängen leiden. Meist betrifft das besonders die Eltern. Sie machen sich Sorgen um ihr Kind und leiden mit, wenn es ihm schlecht geht. Außerdem müssen Eltern oft vieles übernehmen, was der Zwang verlangt und das betroffene Kind allein nicht schafft. Zum Beispiel helfen sie beim Saubermachen, wenn jemand einen Waschzwang hat. Oder sie müssen hundertmal am Tag die immer gleichen

Fragen beantworten, die das zwangskranke Kind stellt. Neben den Eltern geht es auch oft den Geschwistern nicht so gut, weil der Zwang auch sie einschränkt und das ganze Familienleben beeinträchtigt.

Es ist gut, möglichst bald etwas gegen Zwangserkrankungen zu tun. → Man sollte nicht darauf warten, dass der Zwang von allein wieder verschwindet, das tut so ein Zwang nämlich nur selten. Er kann zwar mal weniger werden, wird dann aber oft auch wieder mehr. Nur bei sehr wenigen Menschen verschwindet er irgendwann von allein. Man ist also auf der sichereren Seite, wenn man etwas gegen ihn unternimmt und nicht einfach nur abwartet. Wenn ein Zwang noch nicht so lange da ist, ist es viel leichter, ihn wieder zu vertreiben. Und je kürzer er da ist, desto weniger Schaden kann er anrichten.

Glücklicherweise gibt es gute Behandlungsmöglichkeiten gegen Zwänge, die schon vielen Kindern und Jugendlichen geholfen haben. In unserem Buch möchten wir Euch diese vorstellen und erklären, wie man sie einsetzen kann. Auch wenn es anstrengend ist, etwas gegen die Zwänge zu tun – wenn man durchhält, hat man gute Erfolgsaussichten, dass Zwänge weniger werden oder sogar ganz verschwinden.

Neben der Anleitung, was Ihr tun könnt, ist uns noch etwas anderes wichtig gewesen beim Schreiben dieses Buches: Wir möchten Euch zeigen, dass Ihr nicht allein seid mit Eurer Erkrankung. Viele betroffene Kinder und Jugendliche leiden nämlich darunter, dass sie das Gefühl haben, die Einzigen mit so einer »merkwürdigen« Erkrankung zu sein. Ihr werdet beim Lesen merken, dass es ziemlich viele Menschen mit dieser Erkrankung gibt. Deswegen kommen viele Kinder und Jugendliche in diesem Buch zu Wort und beschreiben ihre Zwänge. Wir haben nur ihre Namen und ein paar Einzelheiten verändert, damit man die Kinder und Jugendlichen nicht erkennt.

Das Buch könnt Ihr gut als Selbsthilfebuch nutzen, wenn Ihr Euch das zutraut. Selbsthilfe meint, dass Ihr die vorgeschlagenen Anleitungen nach und nach umsetzt, wenn Ihr wollt auch mit Unterstützung von Euren Eltern oder anderen Menschen, die Euch nahestehen. Doch nicht immer traut sich jemand diese Selbsttherapie zu und nicht immer ist Selbsttherapie das geeignete Vorgehen. Darum beschreiben wir, wann es sich lohnt, Selbsttherapie zu machen, und wann man therapeutische Hilfe in Anspruch nehmen sollte. Wir erklären auch, wie man vorgeht, wenn man eine Therapie machen möchte, was da auf einen zukommt und auch auf die anderen Familienmitglieder.

Eltern sind die wichtigsten Helfer bei der Vertreibung der Zwänge. Damit sie gut helfen können, ist es wichtig, dass auch sie sich mit der Erkrankung auskennen. Außerdem müssen sie wissen, wie sie Euch am besten helfen können, was sie machen und was sie lassen sollen. Darum ist es gut, wenn auch Eure Eltern dieses Buch lesen. Für sie haben wir in jedem Kapitel zusätzliche Abschnitte aufgenommen, die sie mit speziellen Elterninformationen versorgen (die Ihr aber natürlich auch lesen könnt). Diese zusätzlichen Informationen benötigen Eure Eltern, um Euch so gut wie möglich zu helfen.

Wir freuen uns, wenn das Buch Euch und Euren Familien eine gute Hilfe gegen den Zwang ist! Wir sind uns sicher, dass Ihr viel erreichen könnt, und drücken Euch die Daumen für den Erfolg!

Susanne Fricke und Katharina Armour

LEONIE, 12 Ich habe seit ungefähr zwei Jahren eine Zwangserkrankung. Es ging los, als unsere Nachbarin meiner Mutter erzählte, dass sie im Urlaub im Hotel eine Salmonellenvergiftung* bekommen hatte, wahrscheinlich durch einen Salat mit Mayonnaise. Meine Mutter hatte mir zwar erklärt, dass so eine Vergiftung unangenehm, aber normalerweise nicht gefährlich ist und dass die Lebensmittel normalerweise sauber sind und richtig aufbewahrt werden, aber ich bekam immer mehr Angst, mich und meine Familie mit Salmonellen anzustecken. Ich esse möglichst nichts mit Eiern oder Mayonnaise, wasche mir andauernd die Hände, dusche zweimal am Tag und versuche, keine Sachen anzufassen, die von vielen angefasst werden.
Ich weiß mittlerweile, dass es viele Kinder mit einer Zwangserkrankung gibt. Ich möchte gern von meinen Zwängen erzählen und was ich dagegen gemacht habe. Wäre schön, wenn es anderen hilft, auch etwas gegen ihre Zwänge zu machen! ×

BEN, 15 Ich habe auch Zwänge. Wenn mir etwas Schlimmes in den Kopf kommt, muss ich die Sache, die ich gerade mache, immer noch mal machen. Sonst habe ich Angst, dass das Schlimme tatsächlich passiert und ich daran schuld bin. Ein Beispiel: Wenn ich gerade beim Anziehen bin und im Radio von einem Verkehrsunfall höre, habe ich sofort Angst, dass meine Mutter auch einen Verkehrsunfall haben könnte. Dann muss ich meine Kleidung dreimal an- und ausziehen und mir meine Mutter vorstellen, wie sie fröhlich und gesund ist. Die Drei ist für mich eine gute Zahl, weiß auch nicht, warum. Wenn ich alles dreimal gemacht habe, habe ich ein gutes Gefühl. Ich darf dann bloß nicht wieder an den Unfall denken, denn sonst geht alles wieder von vorne los. Einerseits denke ich, dass das Unsinn ist, andererseits fürchte ich aber doch, dass was dran sein könnte. Meine Therapeutin meint, dass solche Zwänge gar nicht so selten sind, und hat mich gefragt, ob ich davon erzählen würde. Das will ich gern machen. ×

* Salmonellen sind Bakterien, die sich in verunreinigten oder falsch aufbewahrten Lebensmitteln ausbreiten können. Isst man diese Lebensmittel, so kann man Durchfall, Übelkeit und Fieber bekommen. Die Krankheit dauert normalerweise einige Tage, manche Menschen müssen aber auch ins Krankenhaus.

Eine Zwangserkrankung ist eine Krankheit, bei der man andauernd Dinge denken muss (nämlich Zwangsgedanken) oder machen muss (Zwangshandlungen), die man nicht denken oder machen möchte, denn man ist sich eigentlich ziemlich sicher, dass sie Quatsch sind. Trotzdem kann man sich nur schwer oder gar nicht dagegen wehren, diese Dinge zu denken oder zu tun. Die Vernunft in einem selbst kann sich gewissermaßen nicht richtig durchsetzen. Das ist ein wichtiges Merkmal dieser Krankheit: Man ist sich sicher (oder wenigstens ziemlich sicher), dass es Unsinn ist, diese Dinge zu denken oder zu machen, und man versucht, Widerstand zu leisten, schafft es aber nur selten.

Meistens besteht eine Zwangserkrankung aus Zwangsgedanken und Zwangshandlungen. Manchmal hat jemand auch nur eines von beiden, entweder nur Zwangsgedanken oder nur Zwangshandlungen.

Zwangsgedanken → Das sind Gedanken oder Bilder, die einem immer wieder in den Kopf kommen. Man kann sie nur sehr schwer oder auch gar nicht zur Seite schieben. Sie sind sehr aufdringlich, und man findet sie blöd, sinnlos oder sogar scheußlich. Wichtig zu wissen ist, dass Zwangsgedanken nichts über die eigene Meinung sagen. Oft haben die Betroffenen ein schlechtes Gewissen und Schuldgefühle, sie verspüren Ekel, fühlen sich ängstlich oder traurig, weil sie denken, dass man solche Gedanken nicht haben sollte. Wenn Ben im Radio von einem Unfall hört, sieht er automatisch seine Mutter, die verwundet in einem zerquetschten Auto liegt. Das bedeutet aber nicht, dass Ben sich das wünscht. Im Gegenteil, Ben machen diese Gedanken Angst, und er fühlt sich schuldig, weil er diese Bilder im Kopf hat.

Auch der Körper reagiert häufig: Viele Menschen werden angespannt, wenn sie Zwangsgedanken haben, sie schwitzen, haben Herzklopfen, einen trockenen Mund oder andere Körperreaktionen. Wie Leonie, die ständig denkt, dass überall gefährliche Salmonellen sind, mit denen sie sich oder ihre Familie anstecken könnte. Sie weiß, dass das Unsinn ist und dass man nicht so leicht Salmonellen bekommt. Trotzdem macht ihr die Vorstellung Angst, sie bekommt Herzklopfen davon und ist ganz verkrampft.

Zwangshandlungen → Das sind Handlungen, die übertrieben oder sogar sinnlos sind, die man aber trotzdem machen muss. Man möchte sie nicht machen, aber es ist ganz schwer oder sogar unmöglich, sich dagegen zu wehren. Denn die Zwangshandlungen helfen häufig, dass die schlechten Gefühle, die mit den Zwangsgedanken kommen, verschwinden oder weniger werden. Sie sind dann eine Art »Hilfe« gegen die schlechten Gefühle, die die Zwangsgedanken auslösen: Wenn man etwas Bestimmtes tut, nehmen Angst oder Ekel ab und etwas Schlimmes tritt nicht ein. Oft müssen die Zwangshandlungen in einer ganz bestimmten Art und Weise ausgeführt werden – wie ein Ritual. Wehe, man wird dabei gestört, dann muss man wieder von vorn anfangen so wie Leonie.

LEONIE Meine Hände muss ich auf eine ganz bestimmte Weise waschen. Das läuft immer gleich ab. Erst die ganzen Hände mit Seife, dann die einzelnen Finger nach einem bestimmten System, jeden Finger zehnmal. Dann noch mal die ganze Hand. Dann erst bin ich ziemlich sicher, dass ich keine Stelle vergessen habe, die mit Bakterien in Kontakt gekommen sein könnte. Meine Hände sind schon ganz kaputt und rissig, obwohl ich sie gut eincreme. Neulich bollerte meine große Schwester an die Badezimmertür, weil sie vorm Ausgehen duschen wollte. Ich bin richtig ausgerastet, habe sie angeschrien und beschimpft, obwohl ich sonst gar nicht so bin. Hinterher tat es mir dann sehr leid. ×

Wie man bei Leonies Beschreibung schon ahnt: Zwänge kosten viel Zeit, mindestens eine Stunde oder mehr pro Tag, sonst spricht man nicht von einer Krankheit, sondern eher von Eigenarten. Und Zwänge machen einem das Leben schwer: Zum Beispiel kommt man ihretwegen in der Schule nicht mehr so gut mit. Oder man hat keine Zeit mehr für Verabredungen, Sport oder andere Hobbys. Oft leidet man nicht nur selbst unter der Erkrankung, sondern die Eltern und Geschwister fühlen sich auch beeinträchtigt. Es gibt viel Streit zu Hause.

Alles kann durch eine Zwangserkrankung beeinträchtigt sein. Deswegen versuchen viele auch, Auslösern für Zwänge aus dem Weg zu gehen. In der Fachsprache spricht man dann von Vermeidung. Leonie z. B. wartet oft vor öffentlichen Türen, bis jemand anderes sie aufmacht. Dann geht sie schnell hinterher und vermeidet es so, die Türklinke anzufassen. Auf öffentliche Toiletten geht sie fast gar nicht mehr, und damit das klappt, trinkt sie nur wenig. Ben hat früher gern Abenteuerbücher gelesen. Das vermeidet er seit seiner Zwangserkrankung. Auch schaut er kaum noch Filme, was er sehr bedauert. Aber in Büchern oder Filmen kommt fast immer etwas vor, was bei ihm Zwangsgedanken auslöst. Und dann muss er immer wieder positive Gegenbilder finden und Sachen noch mal machen, bis er beruhigt ist und ein gutes Gefühl hat.

Sehr häufig werden auch andere Familienmitglieder in die Erkrankung einbezogen. Bei Leonie hilft ihre Mutter, alles sauber zu machen, wo Salmonellen dran sein könnten. Ihre Mutter ist die Einzige, der Leonie zutraut, die Sachen richtig sauber zu machen. Die Mutter macht das überhaupt nicht gern, weil sie das Gefühl hat, dass sie damit Leonies Zwang unterstützt. Außerdem merkt sie, wie Leonie schon nach kurzer Zeit wieder Angst hat, sich anzustecken, denn jemand könnte inzwischen die Sachen wieder angefasst haben. Gleichzeitig sieht die Mutter, wie Leonie leidet und immer weniger Zeit für die Schule und für ihre Freundinnen hat, und das möchte sie auch nicht.

Ben fragt seine Eltern ganz oft, ob alles in Ordnung ist. Sie müssen ihm immer wieder sagen, dass alles in Ordnung ist und nichts Schlimmes passieren wird, bis zu dreißig Mal am Tag. Sein Vater reagiert dann oft gereizt, weil ihn die Fragerei so nervt. Damit diese Fragen gar nicht erst auftreten, guckt z. B. keiner mehr die Nachrichten, wenn Ben zu Hause ist, und auch Tageszeitungen werden versteckt.

Was macht eine Zwangserkrankung aus?

Eine Zwangserkrankung besteht meistens aus Zwangsgedanken und Zwangshandlungen.

Zwangsgedanken sind aufdringliche Gedanken oder Bilder, die sich nicht zur Seite drängen lassen. Sie sind sinnlos oder sogar scheußlich und entsprechen nicht der eigenen Meinung. Sie machen Angst oder andere schlechte Gefühle.

Zwangshandlungen sind übertrieben und sinnlos. Man muss sie trotzdem machen. Man kann sich nur schwer gegen sie wehren, weil sie oft helfen, die schlechten Gefühle zu vertreiben, die mit den Zwangsgedanken kommen. Meistens entwickelt sich in der Folge ein Vermeidungsverhalten: Man geht Situationen aus dem Weg, in denen Zwänge auftreten können.

Nun kennst Du die allgemeinen Merkmale, die immer zu einer Zwangserkrankung gehören. Wie Du vielleicht schon bei Leonie und Ben bemerkt hast, gibt es sehr unterschiedliche Zwänge. Zwangsgedanken mit Wiederholungszwängen wie bei Ben und Waschzwänge wie bei Leonie gehören zu den häufigeren Zwängen, aber es gibt noch viele andere. Im Folgenden beschreiben verschiedene Kinder und Jugendliche ihre Zwänge. So bekommst Du einen Eindruck davon, wie unterschiedlich Zwänge aussehen können.

Wasch- und Reinigungszwänge

Jemand, der unter Waschzwängen leidet, muss sich übertrieben oft waschen. Bei manchen bezieht sich das übertriebene Waschen nur auf die Hände, bei anderen auf Hände und Arme oder auch auf andere Körperteile. Nicht selten sind für Zwangskranke die Scheide, der Penis oder das Po-Loch Bereiche, die besonders stark gesäubert werden müssen. Es können aber auch andere Bereiche oder sogar der ganze Körper sein. Waschen, duschen oder baden, mit Wasser, mit Seife oder Duschgel, mit Desinfektionsmittel, alles kommt vor. Reinigungszwänge bedeuten, dass man seine Sachen oder andere Gegenstände übertrieben sauber macht. Häufig müssen die Betroffenen dabei bestimmte Reihenfolgen oder Rituale einhalten. Das kann helfen, sich zu beruhigen, weil man auf diese Weise keine Stelle vergisst.

Die Auslöser für das übertriebene Waschen und Reinigen sind unterschiedlich. Viele Kinder und Jugendliche mit Wasch- und Reinigungszwängen haben Zwangsgedanken, dass sie sich oder andere anstecken könnten. Leonie kennst Du ja schon. Christian hat ähnliche Zwangsgedanken, bei ihm geht es aber nicht um Salmonellen, sondern er hat Angst, Aids* zu bekommen.

* Aids ist eine Erkrankung, bei der das Immunsystem durch Viren geschwächt wird und daher andere Krankheiten nicht mehr gut abwehren kann. Aids wird über Körperflüssigkeiten (z. B. Blut) übertragen.

CHRISTIAN, 16 Ich wasch mir immer die Hände und alles, was andere angefasst haben, weil ich Angst habe, dass ich mich mit Aids anstecken könnte. Eigentlich weiß ich, dass das Unsinn ist, denn meine Mutter war mit mir bei der Aids-Beratung. Dort hat man mir erklärt, was wirklich gefährlich ist und was nicht. Trotzdem habe ich diese Gedanken und diese Angst.
Ein großes Problem habe ich mit Blut. Ich guck mir die Leute immer ganz genau an, ob sie eine kleine Wunde haben, und versuche, Körperkontakt zu vermeiden. Viele halten mich für unhöflich, weil ich ihnen nicht die Hand gebe. In der Schule ist es besonders schlimm. Eine aus meiner Klasse hat viele Pickel, an denen sie immer herumpult. Ich kann mich gar nicht mehr richtig konzentrieren, weil ich immer ganz genau gucke, was sie anfasst, damit ich diese Stellen vermeiden kann. Wenn ich nach Hause komme, ziehe ich alle meine Sachen aus, gehe unter die Dusche und ziehe frische Sachen an. Ich hätte so gern eine Freundin, aber so lange ich diese Angst vor Aids habe, geht das nicht. ×

Linus, 13, hat Angst, Fuchsbandwürmer zu bekommen und daran zu sterben. Diese Würmer können durch Hunde oder Katzen übertragen werden, was aber in Wirklichkeit ganz, ganz selten passiert. Die Nachbarn von Linus haben eine Katze, vor der er deswegen große Angst hat. Besonders schlimm ist es für ihn, wenn sein kleiner Bruder die Katze streichelt, sich dann nicht sofort die Hände wäscht und in der Wohnung viele Sachen anfasst, die Linus dann alle abwischen muss.

Emma, 15, hat Zwangsgedanken, dass sie ihren Urin (= Pipi, kleines Geschäft) oder Kot (= großes Geschäft) an den Händen oder ihrer Kleidung hat und in der Wohnung verbreitet. Obwohl da überhaupt nichts zu sehen, zu riechen oder zu spüren ist! Sie findet diese Vorstellung so eklig, dass sie nach dem Toilettengang jedes Mal gründlich duscht und das Badezimmer gründlich sauber macht. Das dauert immer mindestens eine Stunde. Außerdem wechselt sie ihre Unterhose mehrmals am Tag und oft zur Sicherheit auch noch die Hose oder den Rock. Sie hat häufig Streit mit ihrer Mutter, weil sie so viel Duschgel und Wasser verbraucht und die Mutter als alleinerziehende Krankenschwester nicht so viel Geld hat. Außerdem macht sich ihre Mutter Sorgen, weil Emma so wenig trinkt. Das macht Emma, damit sie nicht so oft auf die Toilette muss.

Jonathan, 11, leidet unter ähnlichen Zwängen, nur bezieht sich sein Ekel auf den Urin und Kot von anderen. Ein großes Problem hat er mit Leuten, die irgendwie schmuddelig aussehen. Bei diesen Leuten geht er davon aus, dass sie sich wahrscheinlich nach der Toilette nicht die Hände waschen. Wenn er mit solchen Leuten zu tun hat, muss er sich sofort die Hände waschen, auch wenn er sie gar nicht berührt hat. Wenn er unterwegs ist, hat er immer Feuchttücher dabei für den Fall, dass er sich nicht gleich die Hände waschen kann.

Kontrollzwänge

CHARLOTTE, 14 Ich habe seit einiger Zeit Kontrollzwänge. Andauernd muss ich nachsehen, ob alles aus ist: der Herd, der Computer, das Handy usw., weil ich Angst habe, dass unser Haus brennen könnte. Ich stehe zum Beispiel vor dem Herd und starre auf den Knopf. Dazu sage ich laut: »Aus.« Ich sehe ja, dass die Lampe aus ist, aber irgendwie traue ich meinen Augen nicht. Wenn ich im Badezimmer war, muss ich noch mehrmals zurückgehen und gucken, ob ich den Wasserhahn richtig ausgestellt habe, damit es keine Überschwemmung gibt. Wenn mich dabei jemand unterbricht, muss ich wieder von vorne anfangen. Das hat schon ein paarmal richtig Streit gegeben. Wenn wir irgendwohin gehen, frage ich meine Mutter ganz oft, ob ich wirklich alles ausgemacht habe. Es macht sie wahnsinnig, immer wieder darauf zu antworten. Aber wenn sie es nicht macht, habe ich solche Angst, dass ich wieder umkehren muss. Und das will sie auch nicht, also antwortet sie mir lieber, auch wenn es das zehnte Mal ist. ×

Wer Kontrollzwänge hat, muss ganz oft überprüfen, ob alles so ist, wie es sein soll. Die Gründe für das übertriebene Kontrollieren können unterschiedlich sein. Bei Charlotte sind es Zwangsgedanken, dass etwas Schreckliches passiert und sie daran schuld ist. Ihre Befürchtungen beziehen sich vor allem auf elektrische Geräte und Wasserhähne.

Emily, 16, hat dagegen die Vorstellung, dass sie jemandem schadet, wenn sie nicht aufmerksam genug ist. Wenn sie ihren kleinen Geschwistern Saft in ein Glas eingießt, kommt plötzlich der Zweifel: »Sind da Glassplitter mit ins Glas gekommen, weil ich mit der Flasche dagegen gestoßen bin?« Eigentlich sind diese Gedanken Quatsch, und sie weiß das auch. Aber die Vorstellung, wie die Kleinen mit Magenbluten ins Krankenhaus kommen und schwer krank sind, weil sie nicht aufgepasst hat, ist zu schrecklich. Da kontrolliert sie doch lieber. Immer wieder prüft sie die Flasche, ob da ein Splitter abgesprungen ist, immer wieder streicht sie mit den Fingern über den Flaschenhals und vergewissert sich, dass alles in Ordnung ist. Sie überlegt, ob sie ihre Mutter bitten soll, auf Plastikflaschen und Plastikbecher umzustellen, damit es für sie leichter wird.

Jan, 10, hat auch Kontrollzwänge. Er muss immer wieder seine Hausaufgaben auf Fehler überprüfen. Meistens sitzt er deswegen zwei Stunden länger als seine Freunde an den Hausaufgaben, die dann schon Fußball spielen. Seine Mutter macht sich Sorgen um ihn, weil sie sieht, wie er sich quält. Sie sagt oft zu ihm, dass die Hausaufgaben in Ordnung sind und er lieber zu seinen Freunden gehen soll. Aber leider hilft das nicht. Selbst wenn er schon x-mal alles durchgesehen und keinen Fehler gefunden hat, muss er vorsichtshalber noch mal alles überprüfen, bis er endlich das Gefühl hat, keinen Fehler übersehen zu haben.

Magisches Denken und dazu »passende« Zwangshandlungen

Von Ben hast Du schon gelesen: Er hat Angst, dass seiner Familie ein Unglück zustößt und er daran schuld ist, weil er gleichzeitig an das Unglück und an seine Familie gedacht hat. Man spricht auch von magischem Denken. Das bedeutet, dass jemand seinen Gedanken eine Art Zauberkraft zuschreibt nach dem Motto: »Wenn ich das denke, passiert es auch.« Bei solchen Befürchtungen scheint ein starker Gegenzauber oft die einzige Lösung zu sein. Ben muss Handlungen auf eine bestimmte Art und Weise wiederholen, damit das Unglück verhindert wird. Das nennt man dann magische Rituale.

Auch Sebastian, 15, braucht ein magisches Ritual gegen seine zwanghafte Sorge, dass er eine schlimme Krankheit bekommen könnte. Bei allem, was er tut, muss er sich innerlich den Satz »Du bist gesund!« sagen. Dieser Satz soll verhindern, dass er krank wird. Wenn er bei dem Satz gestört wird, muss er das, was er gerade gemacht hat, wiederholen. Bei Klassenarbeiten schafft er deswegen meistens nicht alle Aufgaben und bekommt oft schlechte Noten. Schwierig sind für ihn auch Fernsehsendungen, in denen einer krank ist, oder Erzählungen der Eltern über Leute aus dem Bekanntenkreis, die krank sind.

Dies alles führt sofort dazu, dass Sebastian große Angst bekommt, er könne auch krank werden. Für die Familie ist das sehr anstrengend, denn über viele Themen dürfen sie gar nicht mehr reden, wenn Sebastian dabei ist. Außerdem übernehmen sie viele Aufgaben für ihn, weil er zu lange brauchen würde.

Ben und Sebastian leiden beide unter magischen Zwangsgedanken und Wiederholungszwängen, die gegen die Angst helfen sollen. Es gibt aber auch andere »Zwangs-Hilfen«, die zunächst beruhigend wirken. Lena, 9, beispielsweise hat einen Berührzwang. Auch sie hat Befürchtungen, dass etwas Schlimmes passieren könnte, wobei sie gar nicht sagen kann, was das Schlimme eigentlich wäre. Wenn sie solche Gedanken hat, muss sie etwas Rotes in einer bestimmten Weise und Anzahl berühren. Rot ist für sie eine gute Farbe.

Bei Mia, 13, sind es ganz komplizierte Regeln, die nicht immer gleich sind. Sie darf nur bestimmte Wege gehen, sonst könnte ein Unglück passieren. Sie darf nur ins Haus gehen, wenn gerade ein Taxi vorbeigefahren ist. Das heißt, sie muss immer so lange warten, bis eins kommt. Außerdem darf sie nichts dreimal an einem Tag machen. Das bedeutet, wenn sie die Treppen zur Wohnung ihrer Familie dreimal hochgegangen ist, muss sie noch einmal hinunter- und hinaufgehen, damit sie die Treppe viermal hochgegangen ist.

Aggressive, religiöse und sexuelle Zwangsgedanken

Erinnerst Du Dich, dass wir am Anfang geschrieben haben, dass Zwangsgedanken unsinnig sind und nicht die eigene Meinung wiedergeben? Bei den Zwangsgedanken, die wir jetzt beschreiben wollen, ist es ganz besonders wichtig, daran zu denken: Aggressive, religiöse und sexuelle Zwangsgedanken zu haben, bedeutet nicht, dass man damit einverstanden ist oder sie gut findet. Im Gegenteil, man findet sie schlimm und abscheulich, weil sie im Gegensatz stehen zu dem, was man normalerweise denkt. Bitte merk Dir das besonders gut: Zwangsgedanken bedeuten nur, dass man eine Zwangserkrankung hat, nicht dass man diese Gedanken richtig findet oder machen will, was die Gedanken sagen. Man findet die Gedanken falsch und hat sie trotzdem, das liegt aber an der Zwangserkrankung.

Maja, 10, ist ein Mädchen, das keiner Fliege etwas zuleide tun kann. Umso entsetzter war sie, als ihr vor einigen Monaten auf dem Schulweg plötzlich der Gedanke kam: »Du hast ein kleines Mädchen vors Auto geschubst!« Eigentlich wusste Maja, dass sie so etwas nicht gemacht hatte, aber der Gedanke drängte sich so auf, dass sie doch ins Zweifeln kam. Sie fühlte sich plötzlich schuldig, und das täte sie ja nicht, wenn sie nichts gemacht hätte, dachte sie. Sie ging also den ganzen Weg noch mal zurück, aber da deutete nichts darauf hin, dass sie ein Mädchen vors Auto geschubst hätte. Ein paar Tage später hatte sie schon wieder so einen Gedanken, diesmal sollte sie einen Hund getreten haben. Wieder war sie so verunsichert, dass sie noch mal umkehrte und deswegen zu spät zur Schule kam.

Maja hat inzwischen häufig solche Gedanken, die behaupten, dass sie Kindern, alten Menschen oder Tieren etwas getan hat, sie gestoßen, gehauen oder geschubst hat. Diese Gedanken machen ihr Angst und sie vermeidet es deshalb, das Haus zu verlassen. Wenn sie unbedingt raus muss, will sie dies nur in Begleitung tun. Ihre Mutter versteht gar nicht, warum Maja plötzlich wieder zur Schule gebracht werden möchte. Sie geht doch schon allein zur Schule, seit sie sieben Jahre alt ist. Ihr fällt auf, dass ihre Tochter in der letzten Zeit oft traurig ist und sich gar nicht mehr mit ihren Freundinnen trifft. Sie hat Maja darauf angesprochen, aber Maja sagt, dass alles in Ordnung ist, weil sie ihrer Mutter nichts von ihren schlimmen Gedanken erzählen mochte.

Nils, 11, leidet unter religiösen Zwangsgedanken. Er glaubt an Gott und sein Glaube ist ihm sehr wichtig. Deshalb ist es für ihn besonders schrecklich, dass er, wann immer er ein Kruzifix, eine Kirche oder auch einen Friedhof sieht, einen Satz (= Zwangsgedanken) in den Kopf bekommt, der sich gegen Gott richtet. Mittlerweile kann er nicht einmal mehr ein »t« schreiben oder mit dem Fuß auf eine Fuge treten, ohne ein Kreuz zu sehen und Zwangsgedanken zu bekommen. Nils will solche Gedanken nicht haben, aber sie kommen immer wieder. Diese Sätze machen ihm ein schlechtes Gewissen und Schuldgefühle, die er kaum aushalten kann, auch weil er große Angst hat, dass Gott auf ihn böse ist. Er muss immer wieder laut und deutlich und sehr konzentriert »Es tut mir leid!« sagen, bis er das Gefühl hat, dass Gott ihm nicht mehr böse ist. Wenn andere Leute in der Nähe sind, reicht es auch, wenn er die Entschuldigungen in Gedanken sagt.

Weil diese schlimmen Sätze immer öfter auftreten, ist Nils häufig abgelenkt und kann sich schlecht konzentrieren. Er kann sehr schlecht einschlafen und ist morgens oft müde. Sein Onkel, dem er sich anvertraut hat, hat ihm gesagt, dass Gott ihm nicht böse ist, weil er weiß, dass die Gedanken nicht seiner

Meinung entsprechen. Das hat Nils zuerst sehr erleichtert, aber dann kamen neue Sätze, und er traute sich nicht, schon wieder seinen Onkel zu fragen.

FATIMA, 16 Immer wenn ich das Salat (vorgeschriebenes Ritualgebet im Islam) bete, kommt mir ein Bild von meinem Klassenkameraden Tom in den Kopf. Ich bekomme dann schreckliche Angst, da man sich kein Bild von Allah machen darf. Das will ich auch gar nicht, aber trotzdem taucht das Bild von Tom auf. Um meinen Fehler wieder gutzumachen, fange ich noch mal von vorne an. Dabei darf aber nicht das Bild von Tom wieder auftauchen, denn dann muss ich noch mal von vorne anfangen. Mittlerweile kommt das Bild auch beim Bittgebet in meinen Kopf. Ich fühle mich erst besser, wenn ich das Bittgebet dreimal richtig gebetet habe. Manchmal dauert das über eine Stunde. Außerdem kommt mir immer wieder der Gedanke in den Kopf, dass ich keine gute Muslima bin. ×

Philipp, 14, hat Zwangsgedanken, die ihm weismachen wollen, dass er mit kleinen Mädchen etwas Sexuelles gemacht haben könnte. Er hat eine fünf Jahre jüngere Schwester, deren Freundin oft zu Besuch ist. Die Freundin hat keine Geschwister und findet Philipp ganz toll. Wenn sie zu Besuch ist, kommt sie oft in Philipps Zimmer und bringt ihm kleine Geschenke, z. B. selbst gemalte Bilder, oder sie erzählt ihm etwas aus der Schule. Wenn sie wieder weg ist, kommen Philipp Befürchtungen in den Kopf, dass er sie gestreichelt und geküsst haben könnte. Er weiß eigentlich, dass das Quatsch ist, weil er so etwas nie machen würde. Aber immer wieder kommt der Zweifel: »Bist du wirklich sicher?« Als ob ein kleines Monster in seinem Kopf ihm das einreden will. Er leidet sehr unter diesen Gedanken, weiß aber nicht, mit wem er darüber sprechen könnte. Mit seinen Eltern geht das gar nicht. Die sind so verklemmt, wenn er denen so was erzählen würde ... er mag gar nicht daran denken! Also tut er alles, um der Freundin seiner kleinen Schwester aus dem Weg zu gehen. Die kann gar nicht verstehen, warum der tolle Bruder plötzlich immer so unfreundlich ist und sie aus seinem Zimmer schickt. Dabei will sie ihm doch nur wie früher etwas aus der Schule erzählen oder ihm ein selbst gemaltes Bild schenken.

Ordnungszwänge

Bei Max, 10, muss immer alles seine ganz genaue Ordnung haben. Seine Spielzeugautos zum Beispiel sind nach Marke, Farbe und Größe sortiert. Außerdem haben sie alle den gleichen Abstand zur Regalkante. Das Ausrichten dauert Stunden, deswegen spielt er schon gar nicht mehr mit den Autos. Seine Mutter macht nur noch den Fußboden sauber, den Rest macht er selbst. Wenn sie seine Ordnung durcheinanderbringt, braucht er Tage, bis alles wieder so ist, wie er das haben möchte. Wenn seine Ordnung durcheinander ist, geht es ihm ganz schlecht. Er kann an nichts anderes mehr denken, bis alles wieder richtig steht. Er weiß, dass das Blödsinn ist, aber er kann es nicht ändern.

Ordnungszwänge gibt es auch in Verbindung mit magischem Denken. Dann hat jemand z. B. Angst, dass ein Unglück passiert, weil etwas nicht richtig geordnet ist.

Wenn Henry, 11, etwas schreibt, muss er immer wieder Buchstaben nachziehen, bis es sich für ihn »richtig« anfühlt. Nur wenn es sich richtig anfühlt, kann er einigermaßen sicher sein, dass sein Vater, der oft wochenlang auf Montage ist, gesund nach Hause kommt. Immer wieder bessert er Buchstaben aus. Diese werden dadurch natürlich immer dicker und sind am Ende kaum mehr zu lesen. Gar nicht so selten entsteht durch all das Nachziehen der Buchstaben ein Loch im Papier und dann muss er noch mal von vorn anfangen. Wenn er das Nachbessern unterlässt, geht es ihm so schlecht, dass er es fast nicht aushalten kann. Das führt dazu, dass er sehr lange für schriftliche Aufgaben braucht, was in der Schule schon zu schlechten Noten und Ärger geführt hat.

Kein Zwang ist wie der andere

Du hast jetzt einen Überblick über die häufigsten Zwangsgedanken und Zwangshandlungen bekommen. Betroffene Kinder und Jugendliche haben beschrieben, wie diese Zwänge bei ihnen aussehen. Dabei ist Dir bestimmt aufgefallen, dass der gleiche Zwang, z. B. ein Waschzwang, bei verschiedenen Menschen im Alltag ganz unterschiedliche Formen annehmen kann. Vermutlich hast Du Dich so oder so ähnlich in den Beschreibungen wiedergefunden. Wenn nicht – es gibt noch viele andere Zwangsgedanken und

Zwangshandlungen. Auf Arbeitsblatt 1 – 1 findest Du eine Liste mit ganz vielen verschiedenen Zwängen. Schau doch mal die Liste durch, ob Du Deine Zwänge darin wiederfindest.

Arbeitsblatt 1 – 1 Meine eigenen Zwangssymptome

(in Anlehnung an Baer 2007)

Du wirst auf den folgenden Seiten verschiedene Zwangsgedanken und Zwangshandlungen finden. Kreuze diejenigen Symptome an, die Du in den letzten sieben Tagen an Dir beobachtet hast. Bitte überlege dann, welche Symptome im Moment im Vordergrund stehen und markiere dann das wichtigste mit einer (1), das zweitwichtigste mit einer (2) und das drittwichtigste mit einer (3). Ein Stern (*) bedeutet, dass das betreffende Symptom ein Zwangssymptom sein kann, aber nicht muss.

ZWANGSGEDANKEN

Zwangsgedanken mit aggressivem Inhalt

☐ Ich habe Angst, ich könnte mir Schaden zufügen.
Angst, mit Messer und Gabel zu essen; Angst, mit scharfen Gegenständen zu hantieren; Angst, an Glasscheiben vorbeizugehen.

☐ Ich habe Angst, ich könnte anderen Schaden zufügen.
Angst, das Essen anderer Leute zu vergiften; Angst, Babys zu verletzen; Angst, jemanden vor den Zug zu stoßen; Angst, die Gefühle eines anderen zu verletzen; Angst, sich schuldig zu machen, weil man bei einer Katastrophe keine Hilfe leistet; Angst, jemandem durch einen schlechten Ratschlag zu schaden.

☐ Ich habe gewalttätige oder grauenvolle Bilder im Kopf.
Vorstellungen von Gewaltverbrechen, Körpern mit abgetrennten Gliedmaßen oder anderen entsetzlichen Szenen.

☐ Ich habe Angst, obszöne oder beleidigende Dinge zu sagen.
Angst, in öffentlichen Situationen, z. B. in der Kirche, Obszönitäten auszustoßen; Angst, unanständige Wörter oder Sätze zu schreiben.

☐ Ich habe Angst, ich könnte etwas anderes Peinliches tun.
Angst, sich vor anderen zu blamieren.

☐ Ich habe Angst, ich könnte einem ungewollten Impuls folgen.

Angst, an einen Baum zu fahren; Angst, jemanden zu überfahren; Angst, mit einem Messer auf einen Freund einzustechen.

- [ ] Ich habe Angst, ich könnte zum Dieb werden.
  Angst, die Kassiererin im Laden zu betrügen; Angst, wertlose Dinge aus einem Geschäft zu stehlen.
- [ ] Ich habe Angst, ich könnte anderen aus Unvorsichtigkeit Schaden zufügen.
  Angst, einen Unfall zu verursachen, ohne es zu bemerken.
- [ ] Ich habe Angst, ich könnte daran schuld sein, dass sich irgendetwas anderes Furchtbares ereignet.
  Angst, beim Verlassen des Hauses nicht sorgfältig genug alles zu überprüfen und dadurch ein Feuer oder einen Einbruch zu verursachen.

Zwanghafte Angst vor Verseuchung

- [ ] Der Gedanke an körperliche Ausscheidungen beunruhigt mich sehr, bzw. ich empfinde große Abscheu vor ihnen.
  Angst, sich in öffentlichen Toiletten mit Aids, Krebs oder anderen Krankheiten zu infizieren; Angst vor dem eigenen Speichel, Urin, Kot, Samen oder Scheidenflüssigkeit.
- [ ] Ich mache mir große Sorgen über Dreck oder Bazillen.
  Angst vor Übertragung von Krankheitserregern durch Sitzen auf bestimmten Stühlen, Händeschütteln oder Berühren von Türgriffen.
- [ ] Ich habe übergroße Angst vor Umweltgiften.
  Angst vor Verseuchung durch Asbest oder Radon; Angst vor radioaktiven Stoffen; Angst vor Dingen, die aus Städten mit Giftmülldeponien kommen.
- [ ] Ich habe große Angst vor bestimmten Haushaltsreinigern.
  Angst vor giftigen Küchen- oder Sanitärreinigern, Lösungsmitteln, Insektensprays oder Terpentin.
- [ ] Ich habe große Angst davor, mit Tieren in Berührung zu kommen.
  Angst, mich über ein Insekt, einen Hund, eine Katze oder ein anderes Tier mit einer Krankheit zu infizieren.
- [ ] Klebstoffe oder andere klebrige Materialien verursachen mir großes Unbehagen.
  Angst vor Krankheitserregern oder Giften, die an Klebeflächen oder anderen klebrigen Substanzen haften könnten.
- [ ] Es macht mir große Sorgen, dass ich mich irgendwo anstecken und krank werden könnte.

Angst, durch eine Infektion oder Verseuchung nach kürzerer oder längerer Zeit schwer zu erkranken.

☐ Ich bin besorgt darüber, dass ich andere anstecken könnte.
Angst, nach Kontakt mit giftigen Stoffen (z. B. Benzin) oder nach Berührung bestimmter Stellen des eigenen Körpers andere anzufassen oder für sie Mahlzeiten zuzubereiten.

Zwangsgedanken mit sexuellem Inhalt

☐ Ich habe verbotene oder perverse sexuelle Gedanken, Vorstellungen oder Impulse.
Belastende sexuelle Gedanken, die sich auf Fremde, Freunde oder Familienmitglieder beziehen.

☐ Ich habe sexuelle Zwangsvorstellungen, in denen Kinder oder eigene enge Verwandte (Inzest) eine Rolle spielen.
Ungewollte Gedanken, die eigenen oder andere Kinder sexuell zu belästigen.

☐ Ich habe Zwangsgedanken, die die Homosexualität betreffen.
Zweifel wie: »Bin ich homosexuell?« oder »Was, wenn ich plötzlich schwul werde?«, wenn es keine Grundlage für solche Gedanken gibt.

☐ Ich habe Zwangsgedanken, die sich um sexuelle Übergriffe gegen andere Personen drehen.
Belastende Vorstellungen über gewalttätige sexuelle Annäherungen an erwachsene Fremde, Bekannte oder Familienmitglieder.

Zwangsgedanken über das Sammeln und Aufbewahren von Gegenständen

☐ Ich habe Zwangsgedanken, die das Aufheben und Sammeln von Sachen betreffen.
Angst davor, etwas scheinbar Unwichtiges wegzuwerfen, was man in Zukunft noch einmal gebrauchen könnte; der Drang, unterwegs Gegenstände aufzuheben und wertlose Dinge zu sammeln.

Zwangsgedanken mit religiösem Inhalt

☐ Ich mache mir Sorgen, etwas tun zu können, was ein Vergehen gegen meinen Glauben darstellen würde.
Angst, gotteslästerliche Dinge zu denken oder zu sagen bzw. dafür bestraft zu werden.

☐ Ich habe übermäßig strenge Moralvorstellungen.
Die Sorge, auch wirklich immer »das Richtige« zu tun; Angst, gelogen oder jemanden betrogen zu haben.

Zwanghaftes Bedürfnis nach Symmetrie und Genauigkeit

☐ Ich habe Zwangsgedanken über Symmetrie und Genauigkeit.
Die Sorge, Bücher könnten unordentlich im Regal stehen oder Zeitungen nicht ordentlich aufeinander liegen; Angst, dass die Handschrift oder angestellte Berechnungen unvollkommen sind.

Andere Zwangsgedanken

☐ Ich habe das Gefühl, bestimmte Dinge unbedingt wissen oder mir merken zu müssen.
Die Überzeugung, man müsste sich bestimmte unwichtige Dinge merken wie Nummernschilder, die Namen von Schauspielern in Filmen, alte Telefonnummern oder Sprüche von Autoaufklebern oder T-Shirts.

☐ Ich fürchte mich davor, bestimmte Dinge zu sagen.
Angst, bestimmte Wörter zu benutzen (z. B. die Zahl 13), da sie Unglück bringen könnten; Angst, etwas Respektloses über einen Toten zu sagen.

☐ Ich habe Angst davor, etwas Falsches zu sagen.
Angst, nicht das zu sagen, was man sagen will, oder sich nicht richtig auszudrücken; Angst, Worte falsch auszusprechen.

☐ Ich habe Angst davor, Dinge zu verlieren.
Angst, die Brieftasche oder unwichtige Gegenstände wie ein Stück Papier zu verlieren.

☐ Lästige neutrale Gedanken dringen in mein Bewusstsein ein.
Nichtssagende, aber störende Vorstellungen, die sich einem aufdrängen.

☐ Ich fühle mich durch lästige und sinnlose imaginäre Geräusche, Wörter oder Musik gestört, die in mein Bewusstsein eindringen.
Wörter, Lieder oder Geräusche, die sich nicht abstellen lassen.

☐* Bestimmte Klänge oder Geräusche stören mich.
Sich stark durch Geräusche wie laut tickende Uhren oder Stimmen aus einem anderen Zimmer, die einen vom Schlafen abhalten, gestört fühlen.

☐ Ich habe Glückszahlen und Unglückszahlen.
Gedanken, die sich um bestimmte Zahlen (z. B. die 13) drehen, und einen veranlassen, Dinge so und so oft zu tun oder mit etwas solange zu warten, bis die »richtige« Uhrzeit dafür da ist.

☐ Bestimmte Farben haben eine besondere Bedeutung für mich.
Angst, Gegenstände mit einer bestimmten Farbe zu benutzen (z. B. weil Schwarz für den Tod und Rot für Blut und Verletzung steht).

- [ ] Ich habe abergläubische Ängste.
  Angst, an Friedhöfen, Leichenwagen oder schwarzen Katzen vorbeizugehen; Angst vor »Todesboten«.

Zwangsgedanken, die um bestimmte körperliche Aspekte kreisen

- [ ] Ich beschäftige mich sehr mit der Gefahr, von Krankheiten befallen zu werden.
  Angst, Krebs, Aids, eine Herzkrankheit oder etwas anderes zu haben, obwohl der Arzt sagt, dass alles in Ordnung ist.
- [ ]* Ich mache mir Sorgen, dass etwas mit meinem Körper oder meinem Äußeren nicht stimmt (Dysmorphophobie).
  Die Befürchtung, an Gesicht, Ohren, Nase, Augen oder irgendeinem anderen Teil des Körpers fürchterlich entstellt zu sein, obwohl andere einem versichern, dass dies nicht so ist.

ZWANGSHANDLUNGEN

Säuberungs- und Waschzwänge

- [ ] Das Händewaschen nimmt bei mir unverhältnismäßig viel Zeit in Anspruch oder ist mit einem bestimmten Ritual verbunden.
  Viele Male am Tag die Hände waschen oder langes Händewaschen nach der – tatsächlichen oder vermeintlichen – Berührung eines unreinen Gegenstandes. Dies kann sich auch auf die Arme bis zu den Schultern erstrecken.
- [ ] Ich habe übertriebene oder mit ganz bestimmten Ritualen verbundene Gewohnheiten, die das Duschen, Baden, Zähneputzen, Kämmen und Schminken oder das Benutzen der Toilette betreffen.
  Handlungen, die der Körperpflege dienen, z. B. Duschen oder Baden, dauern Stunden. Wird die Abfolge unterbrochen, muss u. U. wieder ganz von vorn begonnen werden.
- [ ] Ich habe zwanghafte Gewohnheiten, die die Reinigung verschiedener Dinge im Haushalt betreffen.
  Übermäßiges Säubern von Wasserhähnen, Toiletten, Fußböden, Küchentischen oder Küchenutensilien.
- [ ] Ich treffe andere Vorkehrungen, um nicht mit Krankheitserregern in Berührung zu kommen.
  Familienangehörige darum bitten, Insektenvernichtungsmittel, Müll, Benzinkanister, rohes Fleisch, Farben, Lack, Medikamente aus der Hausapotheke oder

Katzendreck anzufassen bzw. wegzuschaffen, anstatt es selbst zu tun. Möglicherweise der Einsatz von Handschuhen, wenn sich der Umgang mit diesen Dingen nicht vermeiden lässt.

Kontrollzwänge

☐ Ich muss kontrollieren, ob ich jemandem Schaden zugefügt habe.
Kontrollieren, ob man jemanden verletzt hat, ohne es zu bemerken. Andere bitten zu bestätigen, dass alles in Ordnung ist, oder anzurufen um zu fragen, wie es ihnen geht.

☐ Ich überprüfe, ob ich mich nicht selbst verletzt habe.
Nach Blut oder Verletzungen suchen, wenn man mit scharfen oder zerbrechlichen Gegenständen hantiert hat. Häufige Arztbesuche, um sich bestätigen zu lassen, dass man unverletzt ist.

☐ Ich überprüfe, ob sich etwas Furchtbares ereignet hat.
Die Zeitungen nach Berichten von Katastrophen durchforsten, die man glaubt, selbst verursacht zu haben (oder im Fernsehen auf solche Berichte warten). Andere fragen, ob man nicht einen Unfall verursacht hat.

☐ Ich kontrolliere, ob ich keine Fehler gemacht habe.
Mehrfaches Überprüfen von Türschlössern, Küchenherden und elektrischen Anschlüssen vor Verlassen des Hauses; mehrfaches Überprüfen des Gelesenen, Geschriebenen oder Berechneten um sicherzugehen, dass einem kein Fehler unterlaufen ist.

☐* Meine Zwangsgedanken über verschiedene Dinge, die mit meiner gesundheitlichen Verfassung oder meiner äußeren Erscheinung zu tun haben, veranlassen mich zu überprüfen, ob alles mit mir in Ordnung ist.
Sich von Freunden oder Ärzten bestätigen lassen, dass man keinen Herzanfall hat oder Krebs bekommt; häufiges Puls-, Blutdruck- oder Temperaturmessen; überprüfen, ob man schlecht riecht; sein Spiegelbild überprüfen und nach hässlichen Merkmalen absuchen.

Wiederholungszwänge

☐ Ich muss Dinge immer wieder neu schreiben oder lesen.
Stunden brauchen, um ein paar Seiten eines Buches zu lesen oder einen kurzen Brief zu schreiben; besorgt sein, dass man nicht versteht, was man gerade gelesen hat; den hundertprozentig passenden Ausdruck oder Satz finden wollen; sich zwanghaft auf die äußere Form bestimmter gedruckter Buchstaben in einem Buch konzentrieren müssen.

☐ Ich muss bestimmte Routinehandlungen immer mehrfach durchführen.
Zahlreiche Wiederholungen von Handlungen durchführen z. B. beim Ein- und Abschalten von Geräten, Haare kämmen oder Betreten und Verlassen eines Raumes; Worte immer wiederholen zu müssen, bis sie »richtig« gesagt wurden; sich unwohl fühlen, wenn man diese Wiederholungen unterlässt.

Zählzwänge

☐ Ich habe Zählzwänge.
Dinge zählen wie Decken- oder Fußbodenfliesen, Bücher im Regal, Nägel in der Wand oder sogar die Sandkörner am Strand; mitzählen, wenn man bestimmte Dinge wiederholt wie z. B. das Waschen einzelner Körperpartien (Es gibt für viele »gute« und »schlechte« Zahlen, die bestimmen, wie oft jemand etwas wiederholen muss.).

Ordnungszwänge

☐ Ich habe Ordnungszwänge.
Papiere oder Stifte auf dem Schreibtisch oder Bücher im Regal ordnen; Stunden damit verbringen, Dinge im Haus in die richtige Ordnung zu bringen und sich darüber aufregen, wenn diese Ordnung gestört wird.

Hort- und Sammelzwänge

☐ Ich habe den Zwang, Dinge zu horten und zu sammeln.
Aufbewahren alter Zeitungen, Notizen, Dosen, Papiertücher, Verpackungen und Flaschen aus der Sorge, man könnte sie eines Tages einmal benötigen; unnütze Dinge von der Straße auflesen oder aus Mülleimern herausholen.

Andere Zwangshandlungen

☐ Es gibt Rituale, die ich im Geist ausführe (andere als Zählen oder Kontrollieren).
Im Kopf Rituale ausführen, z. B. Gebete aufsagen oder einen »guten« Gedanken denken, um einen »schlechten« wieder gut zu machen. Der Unterschied zu Zwangsgedanken ist, dass man diese Rituale einsetzt, um eine Angst zu bekämpfen oder um sich besser fühlen zu können.

☐ Ich muss anderen Menschen bestimmte Dinge sagen oder gestehen oder ihnen bestimmte Fragen stellen.
Andere Leute bitten zu bestätigen, dass alles in Ordnung ist; Taten zu gestehen, die man niemals begangen hat; glauben, man müsste anderen Leuten bestimmte Sachen sagen, um sich besser zu fühlen.

☐* Ich muss Dinge berühren, beklopfen oder an ihnen reiben.

Dem Drang nachgeben, raue oder heiße Oberflächen (z. B. Holz oder Herdplatten) zu berühren oder andere Leute im Vorübergehen zu streifen; glauben, man müsse einen bestimmten Gegenstand wie den Telefonapparat berühren, um die Erkrankung eines Familienangehörigen zu verhindern.

☐ Ich treffe Vorkehrungen (andere als Kontrollhandlungen), um Schaden von mir oder anderen abzuwenden oder das Eintreten furchtbarer Dinge zu verhindern.
Sich von scharfen oder zerbrechlichen Dingen wie Messern, Scheren oder Glas fernhalten.

c* Das Einnehmen von Mahlzeiten ist bei mir mit ganz bestimmten Ritualen verknüpft.
Nicht in der Lage sein, mit einer Mahlzeit zu beginnen, ehe alles auf dem Tisch in eine bestimmte Anordnung gebracht ist; beim Essen strikt auf die Einhaltung eines bestimmten Rituals achten; nicht essen können, bevor die Zeiger der Uhr nicht genau auf einem bestimmten Punkt stehen.

☐ Ich habe abergläubische Verhaltensweisen.
Nicht mit einem Bus oder einer Bahn fahren, deren Nummer eine »Unglückszahl« (z. B. 13) enthält; am 13. des Monats nicht aus dem Haus gehen; Kleidungsstücke fortwerfen, die man beim Vorbeigehen an einem Friedhof oder einer Leichenhalle trug.

☐* Ich reiße mir die Haare heraus (Trichotillomanie).
Mit den Fingern oder einer Pinzette Kopfhaare, Wimpern, Augenbrauenhärchen oder Schamhaare herausziehen. Dabei können kahle Stellen entstehen, die einen zum Tragen einer Perücke zwingen.

Dieses und die späteren Arbeitsblätter findest Du im Anhang des Buches und auch im Internet, wo Du die Vorlagen bei Bedarf ausdrucken kannst: psychiatrie-verlag.de/product/dem-zwang-die-rote-karte-zeigen

Liebe Eltern,

haben Sie in den Beschreibungen die Symptome Ihres Kindes wiedergefunden? Wir hoffen, dass Ihnen durch unsere Darstellung die Zwangserkrankung verständlicher geworden ist. Für Außenstehende sind Zwänge nämlich oft nur schwer nachzuvollziehen. Warum macht das eigene Kind etwas, das einem so

unsinnig erscheint? Warum hört es nicht auf, wenn man ihm erklärt, dass es völlig übertrieben ist, was es da gerade tut? Besonders wenn es einem auch noch zustimmt!
Das ist das Wesen der Zwangserkrankung: Betroffene Kinder und Jugendliche wissen eigentlich ganz gut (oder sind sich zumindest ziemlich sicher), dass das, was ihnen der Zwang da gerade einredet, unsinnig ist. Trotz aller Mühe und gutem Willen können sie sich aber nicht dagegen wehren, sondern machen widerstrebend, was der Zwang ihnen sagt.
Sicher haben Sie das eine oder andere Mal die Erfahrung gemacht, dass gutes Zureden, nicht noch mal zu kontrollieren, die Hände nicht noch mal zu waschen, kurz: den »Unsinn« zu unterlassen, nicht funktioniert hat. Im Gegenteil, Betroffene leiden dann häufig noch mehr: zum einen unter den Zwangsgedanken und Zwangshandlungen selbst und zum anderen darunter, dass sie ihren Eltern Kummer machen. Verständnis für die Situation Ihres Kindes zu zeigen, ist daher ein erster wichtiger Schritt im Kampf gegen den Zwang. Sich über diese Erkrankung zu informieren, kann Ihnen helfen, mehr Verständnis zu bekommen.

1.2 Was ist noch normal, was schon ein Zwang?

Wenn wir von Zwangserkrankungen erzählen, hören wir immer wieder: »Oh, so 'n bisschen hab ich das auch!« Anne, 14, zum Beispiel ekelt sich vor der Schultoilette und versucht nach Möglichkeit, so lange auszuhalten, bis sie zu Hause auf die Toilette gehen kann. Lukas, 15, überprüft abends mehrmals, ob er seine drei Wecker wirklich richtig gestellt hat. Er hat Angst, zu spät zur Schule zu kommen, obwohl er weiß, dass ihn seine Mutter wecken würde, wenn er verschläft. Levi, 11, hat es gern ordentlich und wird richtig wütend, wenn seine Brüder seine Bücher nehmen und nicht wieder an ihren Platz zurückstellen. Und viele Menschen, jüngere und erwachsene, erinnern sich, dass sie in der Kindergarten- oder Grundschulzeit eine Zeit lang vorsichtshalber nicht auf die Ritzen von Gehwegplatten getreten haben, damit nichts Schlimmes passiert.

Zwänge sind das aber nicht, sondern eher Angewohnheiten, Eigenarten oder auch kleine Macken. Jemand, der solche Angewohnheiten hat, ist vielleicht manchmal von sich selbst genervt oder nervt andere. Aber insgesamt findet er diese Angewohnheiten nicht schlimm, sie gehören irgendwie zu ihm. Bei Zwängen ist das anders: Zwangskranke finden nicht, dass die Zwänge zu ihrer Persönlichkeit gehören. Sie finden die Zwangsgedanken und -handlungen in der Regel ziemlich unsinnig und übertrieben. Wenn jüngere Kinder die Symptome, also die Zwangsgedanken und -handlungen, noch nicht so gut von ihrer eigenen Person trennen können, erleben sie die Zwänge nicht unbedingt als sinnlos. Für alle Betroffenen gilt aber, dass sie sie nicht denken oder machen wollen, aber sich nur schwer dagegen wehren können. Anders als Angewohnheiten kosten Zwänge viel Zeit und Kraft, und die Betroffenen und oft auch ihre Eltern und Geschwister leiden darunter.

Nehmen wir Leonies Zwang, um das Ganze noch mal zu verdeutlichen: Den Gedanken »Hoffentlich stecke ich mich nicht mit Salmonellen an!« haben sicher viele Menschen, besonders wenn gerade über einen Fall in den Medien berichtet wird. Die meisten sagen sich dann aber: »Ich bin vorsichtig genug, deshalb wird schon nichts passieren.« Sie waschen sich etwas gründlicher als sonst die Hände, und das dauert dann nicht zehn Sekunden, sondern dreißig Sekunden. Dann ist der Gedanke wieder aus dem Kopf, und sie können andere Dinge machen. Nicht so Leonie! Wenn der Gedanke ihr in den Kopf kommt, lässt er sich einfach nicht vertreiben. Sie wäscht sich die Hände ganz gründlich nach einem bestimmten System, und das dauert schon viel länger als normal. Dann ist der Zwang aber nicht weg, sondern es kommen Zweifel: »Was ist, wenn Du die Hände nicht gründlich gewaschen hast? Willst Du wirklich schuld daran sein, dass alle Salmonellen bekommen? Wasch sie lieber noch mal!« Und schon muss Leonie wieder ihre Hände waschen. So verbringt sie am Tag insgesamt viel Zeit mit Waschen und Reinigen. Sie leidet sehr darunter. Auch ihre Familie leidet sehr darunter: Einmal, weil sie miterlebt, wie schlecht es Leonie häufig geht. Aber auch, weil die Familienmitglieder nicht ins Bad können, wenn Leonie wieder einmal darin ist; weil sie nicht mit Leonie ins Kino können, weil sie Angst hat, dort mit Salmonellen in Kontakt zu kommen, und so weiter. Außerdem werden Leonies Schulleistungen schlechter, weil der Zwang so viel Zeit in Anspruch nimmt. Das ist ein weiterer Unterschied zu alltäglichen Angewohnheiten. Diese richten keinen Schaden an. Zwänge dagegen schon: Wie bei Leonie können die Schulleistungen schlechter werden, die Ausbildung leidet oder man ist überhaupt nicht in der Lage, eine Ausbildung anzufangen, weil die Zwänge so schlimm sind. Man kann nicht mehr seine Lieblingsbücher und Filme sehen wie Ben. Man zieht sich zurück, trifft sich nur noch selten mit Freunden oder geht ihnen lieber ganz aus dem Weg wie Christian, der zu viel Angst vor Ansteckung mit Aids hat.

Was Zwänge von Angewohnheiten unterscheidet

- **Du weißt, dass die Zwangshandlungen keinen Sinn machen, sie gehören nicht zu Dir.**
- **Du selbst, aber auch Deine Eltern und Geschwister leiden unter den Zwängen.**
- **Zwänge nehmen viel Zeit in Anspruch.**
- **Zwänge beeinträchtigen Deinen Alltag: Du schafft Deine Aufgaben nur noch mit Mühe oder gar nicht, auch Deinen Hobbys kannst Du nicht wie gewohnt nachgehen.**
- **Die Kontakte zu Eltern und Geschwistern, aber auch zu Freundinnen oder Freunden werden schwierig, weil Zwänge oft auf Unverständnis treffen und viel Zeit kosten.**

Meistens kann man anhand dieser Punkte ganz gut unterscheiden, ob es sich um »Macken« oder eine Zwangserkrankung handelt. Es kann manchmal aber auch vorkommen, dass Betroffene ihr Verhalten ganz in Ordnung finden, die anderen aber sagen, dass sie übertreiben. So sagen Paulas Eltern, dass ihre Tochter, 15, eine übertriebene Angst vor Pickeln hat und sich deswegen viel zu häufig und zu lange die Hände wäscht. Paula hält dagegen: Würden Kosmetikerinnen nicht empfehlen, dass man sich nur mit sauberen Händen ins Gesicht fassen soll? Deshalb wäscht sie sich jedes Mal, wenn sie etwas angefasst hat, die Hände, bestimmt fünfzig Mal am Tag. Außerdem versucht sie, so wenig wie möglich anzufassen. Im Schulbus trägt sie seit Kurzem lieber Handschuhe. Es gibt mittlerweile viel Streit zu Hause, weil die Eltern sich Sorgen machen, dass Paula einen Waschzwang entwickelt. Sie finden, dass Paula bei einer Therapeutin Hilfe suchen sollte. Paula ist anderer Meinung, auch wenn sie sich manchmal im Stillen fragt, ob etwas weniger Waschen nicht auch reichen würde.

Nicht alle Merkmale der Zwangserkrankung sind eindeutig einer Zwangserkrankung zuzuordnen, sie kommen auch bei anderen Erkrankungen vor. Wer krank ist, kann ja meistens seine Aufgaben nicht machen, Freunde treffen oder seinen Hobbys nachgehen. Wer anders als sonst längere Zeit sehr traurig ist oder nichts mehr unternehmen mag, dem kann das selbst wie auch seiner Familie fremd vorkommen. Deshalb ist es nicht immer leicht, eine Zwangserkrankung von anderen Erkrankungen zu unterscheiden, zumal manche Krankheiten auch zusammen auftreten können.

Im Folgenden beschreiben wir kurz einige Krankheiten, die gemeinsame Merkmale mit Zwangserkrankungen haben. Wenn Dir eine der Beschreibungen zu Deinen Problemen zu passen scheint, sprich mit Deinen Eltern, ob sie Dich zu einem Arzt oder einer Therapeutin begleiten. Die Diagnose sollte immer ein Profi stellen.

Depressionen → Menschen mit Depressionen fühlen sich sehr traurig. Sie haben keine Lust mehr auf Dinge, die ihnen sonst Spaß machen, und können sich nur schwer zu etwas aufraffen. Häufig können sie schlecht schlafen, und das Essen schmeckt ihnen nicht mehr. Depressive Menschen grübeln viel, ihre Gedanken sind düster und kreisen immer wieder um dieselben Themen. Das erinnert manchmal an die wiederkehrenden Zwangsgedanken. Der Unterschied ist aber, dass depressive Menschen das Grübeln als zu ihnen gehörig und stimmig erleben. Jemand, der Zwangsgedanken hat, erlebt seine Gedanken nicht als zu ihm selbst gehörig und findet die Gedanken unsinnig.

Viele Menschen mit Zwangserkrankungen haben zusätzlich eine Depression, weil die Zwangserkrankung sie so belastet.

Angsterkrankungen → Bei bestimmten Angsterkrankungen (in der Fachsprache spricht man von Phobien) haben Menschen übertriebene Angst vor bestimmten Dingen oder Lebewesen wie etwa Spinnen, Arztspritzen oder Gewittern. Sie machen sich viele Gedanken, wie sie den Dingen aus dem Weg gehen können, vor denen sie Angst haben. Das gelingt ihnen oft auch ganz gut, weil im Unterschied zu Zwangserkrankungen das, wovor Betroffene Angst haben, klar einzugrenzen ist. So ist es z. B. viel leichter, Hunden aus dem Weg zu gehen, als allem, was einem Kreuz ähnelt, wie Nils das erlebt. Menschen mit Phobien können ihre Angst durch Vermeidung bewältigen und müssen keine Zwangshandlungen ausführen.

Eine andere Angsterkrankung nennt sich generalisierte Angststörung. Hier haben Betroffene ständige und übertriebene Sorgen um Alltagsprobleme. Sie sorgen sich z. B. um ihre Noten, die Gesundheit ihrer Eltern, Geldprobleme, Arbeitslosigkeit oder Streit mit Freunden. Von Zwangsgedanken unterscheidet sich die generalisierte Angststörung darin, dass sich die Gedanken um Alltagsprobleme drehen. Sie werden nicht als unsinnig empfunden, sondern nur als übertrieben. Menschen mit generalisierter Angststörung versuchen außerdem nicht, ihre Ängste durch Zwangshandlungen zu mindern.

Ticstörungen→ Wenn jemand immer wieder plötzliche Bewegungen macht, die keinen erkennbaren Sinn haben, beispielsweise Grimassen schneidet, die Augen zusammenkneift oder den Kopf nach hinten wirft, könnte er unter einer Ticstörung leiden. Betroffene können diese Bewegungen zwar aufschieben, aber nicht ganz unterdrücken, ähnlich wie Zwangserkrankte. Andere Tics kann man eher hören als sehen, wenn z. B. jemand fortwährend grunzen, sich räuspern oder zischen muss. Leichte Tics sind klein, leise und unauffällig. Wenn die Erkrankung schwerer ist, können die Tics aber auch sehr auffällig sein und den Betroffenen sehr einschränken. Die Ähnlichkeit zu Zwangsstörungen liegt darin, dass man einem Tic auch nur sehr schwer bis gar nicht widerstehen kann. Zwangshandlungen sind aber meistens umfangreicher und sollen Ängste, Ekel usw. verringern. Diese »Aufgabe« haben Tics nicht.

Essstörungen→ Im Rahmen einer Essstörung machen sich die Betroffenen übertrieben viele Gedanken über ihr Gewicht und das Thema Essen. Sie empfinden sich als zu dick, obwohl sie das gar nicht sind, und wollen abnehmen. Manche machen Listen von Lebensmitteln oder sammeln Rezepte. Sie essen nur bestimmte Nahrungsmittel und ertragen es nicht, wenn ihnen etwas anderes aufgezwungen wird. Auch im Rahmen von Zwangserkrankungen meiden manche Menschen bestimmte Nahrungsmittel. Hier steht aber die Angst vor Krankheiten, Vergiftung usw. im Vordergrund und nicht die Angst davor, zuzunehmen.

Liebe Eltern,

leider kommt es nicht so selten vor, dass jemand neben dem Zwang noch unter weiteren psychischen Erkrankungen leidet. Nach verschiedenen Untersuchungen ist dies bei mehr als 50 Prozent der Kinder und Jugendlichen mit Zwangserkrankungen der Fall. Die Fachleute sprechen dann von Komorbidität. Häufige komorbide Erkrankungen sind Depressionen, Ticstörungen und die Aufmerksamkeitsdefizit-Hyperaktivitätsstörung (ADHS). Auch die anderen beschriebenen Erkrankungen findet man häufig bei zwangskranken Kindern und Jugendlichen. Eine richtige Diagnose kann nur eine Fachfrau oder ein Fachmann stellen. Das kann eine Kinder- und Jugendlichentherapeutin oder ein Kinder- und Jugendlichenpsychiater sein. Wenn jemand mehrere Erkrankungen hat, ist zu überlegen, was zuerst behandelt werden soll. Manchmal ist es sinnvoll, zunächst die andere Erkrankung anzugehen, weil dann die Maßnahmen gegen den Zwang besser wirken können. Bei komplexen psychischen Erkrankungen kann zusätzlich zur Psychotherapie auch der Einsatz von Medikamenten notwendig sein (vgl. Seite 66 f.).

1.4 Wie Zwänge entstehen: das Zwangspuzzle

Zwänge haben nicht nur eine Ursache, in der Regel kommen mehrere Dinge zusammen. Man könnte auch von verschiedenen Einflüssen sprechen, die wie Puzzleteile ein Gesamtbild geben. Eine kleine Geschichte soll dies etwas deutlicher machen:

Es war einmal ein Waschzwang-Monster, das lebte in einer Höhle. Dem Monster war langweilig. Es hatte niemanden zum Spielen, niemanden zum Reden, und es wusste nicht, wie es den Tag herumbringen sollte. »Oh, ist mir langweilig. Ich gehe lieber woanders hin, wo ich mehr Spaß habe!«, sagte sich das Waschzwang-Monster. Es verließ seine Höhle und machte sich auf die Suche nach einer neuen Bleibe. Es kam an ein Haus mit einem schönen Garten. Dort spielten zwei fröhliche Kinder miteinander. Das Monster dachte bei sich: »Hier hätte ich Lust zu bleiben. Mal sehen, ob ich über die Kinder bestimmen kann, dass sie mich dann in Zukunft brauchen.« Es sagte: »Wie seht Ihr denn aus! Ihr seid ja ganz dreckig geworden! Ihr müsst euch sofort gründlich die Hände waschen, damit Ihr nicht krank werdet. Hört auf mich, ich kann Euch Sicherheit geben.« Aber die beiden Kinder sagten: »Nee, Du erzählst Quatsch! Lass uns in Ruhe mit Deinem Blödsinn und verschwinde!«

Beim nächsten Haus stand die Haustür offen. Das Monster sagte zu sich selbst: »Mal sehen, ob ich dableiben kann«, und schlich sich vorsichtig hinein. Es kam ins Kinderzimmer, wo verschiedenes Spielzeug herumlag. »Das Zimmer finde ich doof«, sagte das Monster. »Ich will ein anderes Zimmer mit schöneren Spielsachen.« Also machte es sich weiter auf die Suche.

Es sah sich noch viele Häuser an, aber irgendetwas passte immer nicht. Mal waren ihm die Kinder zu selbstbewusst, mal sahen die Eltern so aus, als ob sie die Zwangsmonster-Anweisungen nicht befolgen würden. Ein Kinderzimmer war ihm viel zu unordentlich, ein anderes für seinen Geschmack zu dreckig. Endlich kam es zu einem nett aussehenden Haus mit hübschen Gardinen, welches dem Monster gleich gefiel. Dort wohnte Familie Clemens mit Herrn und Frau Clemens, der großen Tochter Sarah und der kleinen Tochter Leonie. Besonders Leonie gefiel dem Monster, in ihrem Zimmer fühlte es sich auf Anhieb wohl. »Hier bei Leonie will ich bleiben! Ich glaube, sie traut sich nicht, mich wieder wegzuschicken! Außerdem sieht sie so aus, als ob sie machen wird, was ich sage.« Dann versprach es Leonie noch etwas – Sicherheit. »Mach, was ich Dir sage, dann bekommt Ihr, Du und Deine Familie, keine Salmonellen!« Und es geschah so, wie das Monster es sich gedacht hatte: Leonie war dankbar für dieses Versprechen.

Inzwischen lebt das Monster seit zwei Jahren bei Leonie. Wenn das Monster etwas will, gibt Leonie nach und gehorcht, oft zwar mit innerem Widerwillen, aber letzten Endes macht sie dann doch, was das Monster will. Das Monster hat sich so weit ausgebreitet, dass Leonie kaum noch Platz für sich hat. Außerdem ist sie immer mehr damit beschäftigt zu machen, was das Monster von ihr verlangt, da sie Angst hat, dass ihre Familie sonst Salmonellen bekommt, wenn das Monster sie nicht mehr beschützt.

Zwangsmonster sind leider nicht dumm – sie lassen sich schon einiges einfallen, um eine neue Bleibe zu finden (ist ja irgendwie auch klar, wer will schon in einer langweiligen Höhle leben). Sie bringen gute Gründe vor, um ins Haus und ins Zimmer eingelassen zu werden. Und damit es auch wirklich klappt, versprechen sie meistens noch etwas, das dem Betroffenen das Leben erleichtert. Leonie zum Beispiel hat von dem Waschzwang-Monster Sicherheit versprochen bekommen. Aber nicht jedes Kind und jeder Jugendliche glaubt den Versprechen des Zwanges, und viele brauchen so ein Versprechen auch gar nicht. Das Monster muss also schon gut schauen, wo es sein Glück versucht.

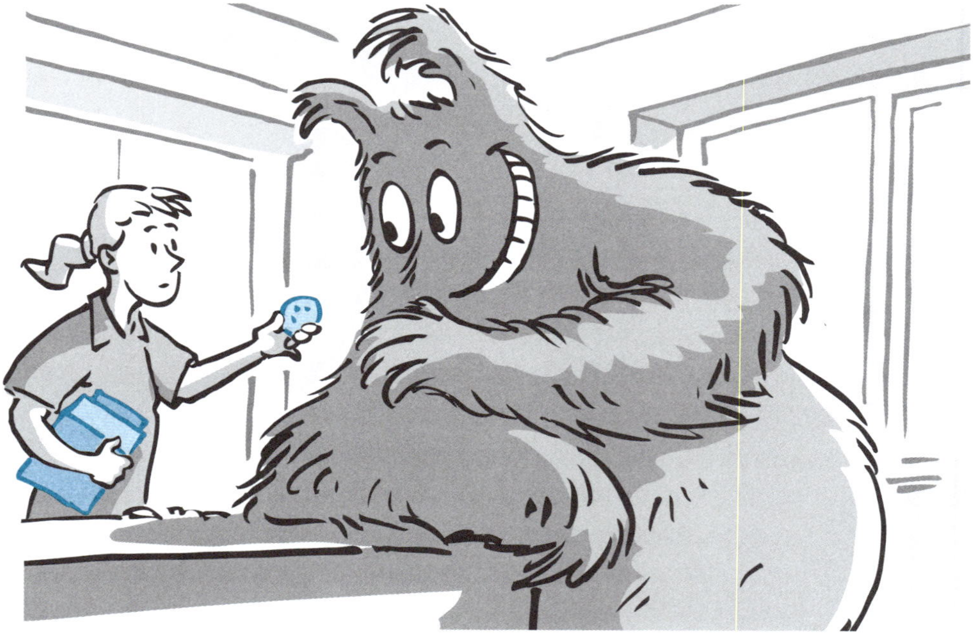

Warum hat sich das Waschzwang-Monster gerade Leonie ausgesucht, um bei ihr einzuziehen? Liegt es an Leonie oder ihren Eltern? Gefallen ihm Haus und Kinderzimmer so gut? Ist gerade etwas Besonderes passiert? Oder woran könnte es sonst noch liegen? Vermutlich ist es eine Mischung aus allem Möglichen, warum der Zwang sich gerade Leonie aussuchte und warum gerade Leonie ihm geglaubt und ihm Platz gemacht hat in ihrem Zimmer.

Damit kommen wir zu den Puzzleteilen zurück, die bei der Entstehung von Zwangsstörungen eine Rolle spielen können. Wissenschaftler haben dazu einiges herausgefunden. Vieles von dem, was wir im Folgenden beschreiben, haben wir dem Therapiebuch von Frau und Herrn Wewetzer (Wewetzer & Wewetzer 2012) entnommen, die sich beide mit Zwängen sehr gut auskennen. Denk bitte beim Lesen daran, dass nicht alle Aussagen für alle Zwangskranken gelten, sondern immer nur für einen Teil von ihnen. Das heißt, wenn Du gleich die typischen Puzzleteile einer Zwangserkrankung kennenlernst, wirst Du nicht alle wiedererkennen, denn sie sehen bei jedem anders aus. Wir wissen aber, dass fast immer mehrere Puzzleteile zusammenkommen müssen, damit eine Zwangserkrankung entsteht. Wichtig ist herauszufinden, was bei einem selbst los ist, denn das hilft einem auch, den Zwang wieder zu vertreiben.

Folgende Einflüsse können bei der Entstehung von Zwängen eine Rolle spielen. Wir werden sie im Anschluss erklären:

- familiäre Einflüsse,
- biologische Bedingungen,
- wie man ist – die eigene Persönlichkeit,
- wichtige belastende Erlebnisse,
- die Tricks der Zwangsmonster.

Familiäre Einflüsse

Wir alle sind geprägt durch die Erziehung unserer Eltern. Auch andere wichtige Personen, wie etwa eine Oma, bei der man viel Zeit verbringt, haben Einfluss darauf, was wir tun und wie wir es tun. Was wir gut und richtig finden, was uns im Leben wichtig ist (z. B. Ehrlichkeit, Humor oder Zuverlässigkeit), wie wir uns verhalten, das alles wird durch unsere Eltern und andere Menschen beeinflusst und geprägt. Sie alle meinen es in der Regel gut mit den Kindern. Besonders die Eltern wollen ihren Kindern einen guten Start ermöglichen und ihnen helfen, das Beste aus ihrem Leben zu machen.

Trotzdem kommt es vor, dass dadurch Probleme für das Kind entstehen, was den Eltern gar nicht klar ist. So wie bei Jan: Sein Vater hat es in seiner Kindheit nicht leicht gehabt. Seine Eltern haben sich nicht besonders um ihn gekümmert. Darum war Jans Vater immer schlecht in der Schule, hat dann keinen Ausbildungsplatz bekommen und musste eine Arbeit annehmen, die ihm gar keinen Spaß machte. Erst mit Ende zwanzig hat er in der Abendschule einen höheren Schulabschluss gemacht und danach seine Wunschausbildung begonnen. Es hat lange gedauert, bis er glücklich in seinem Beruf war. Deswegen ist es ihm so wichtig, dass Jan nicht das Gleiche durchmachen muss.

Als Jan noch jünger war, hat sein Vater immer sehr darauf geachtet, dass er seine Hausaufgaben ordentlich macht und in der Schule gute Noten schreibt. Jan hatte oft Angst vor der Hausaufgabenkontrolle. Wenn er nur einen Fehler gemacht hatte, wurde der Vater richtig böse. Zum Glück hat die Hausaufgabenkontrolle irgendwann aufgehört. Aber auch heute noch findet Jan seinen Vater viel zu streng. Immer die besten Noten – das ist für seinen

Vater selbstverständlich. Alles was darunter liegt, zählt nicht. Jan wünscht sich, dass sein Vater ihn öfter mal lobt. Und dass er nicht bei jedem Fehler so ausflippt, sondern zu ihm sagt: »Ist nicht so schlimm, Jan, aus Fehlern kann man lernen.«

Zu hohe Erwartungen, keine Nachsicht bei Fehlern und zu wenig Lob sind eher ungünstig für die kindliche Entwicklung. Daraus entstehen dann bei den Kindern meistens übertrieben hohe Ansprüche an sich selbst, das heißt, sie sind unzufrieden mit sich, wenn nicht alles perfekt ist. Ein Kontrollzwang-Monster dagegen freut sich: »Wenn ein Kind von seinen Eltern lernt, dass Fehler eine Katastrophe sind, dann hört es viel eher auf mich, wenn ich ihm sage: ›Kontrollier lieber noch mal, ob auch alles richtig ist.‹«

Leonies Eltern sind nicht so streng, wenn es um die Noten geht. Ein Puzzleteil ist die Ängstlichkeit ihrer Mutter. Frau Clemens hatte nämlich früher selbst mal einen Zwang. Nach einer schweren Erkrankung, die lange Zeit nicht erkannt worden war, fürchtete sie sich vor Keimen und Bakterien. Sie fing an, sich und die Dinge in ihrer Umgebung viel zu übertrieben zu waschen. Den Zwang hat sie schon lange vor Leonies Geburt mit verhaltenstherapeutischen Techniken überwunden, die wir noch näher beschreiben werden (s. S. 60). Geblieben ist bei Leonies Mutter nur eine größere Ängstlichkeit, besonders bezogen auf Keime und Bakterien. Leonie erinnert sich: »Meine Mutter hatte immer große Angst, dass wir uns irgendwo anstecken. Wenn eine Freundin von mir eine Erkältung hatte, durfte ich sie vorsichtshalber nicht besuchen, bis sie wieder gesund war. Wenn wir Besuch hatten und der nur einmal geniest hat, hat sie hinterher alles abgewischt, womit er in Berührung gekommen war.« Also hat Leonie von ihrer Mutter gelernt, dass Bakterien und Viren gefährlich sind und die Wahrscheinlichkeit groß ist, dass man sich mit Krankheiten ansteckt. So freute sich das Waschzwang-Monster: »Super, dann glaubt Leonie mir ja sofort, wenn ich ihr erzähle, wie wichtig es ist, sich mit Waschen, Waschen, Waschen vor Salmonellen zu schützen.«

Bei Linus sind beide Eltern sehr ängstlich und besorgt, besonders wenn es um ihre Kinder geht. Linus meint: »Egal, was ich mache, meine Mutter sagt immer: ›Pass auf, dass Dir nichts passiert!‹, auch wenn ich nur zu meinem Freund von gegenüber gehe. Und mein Vater sagt bei allem: ›Oh, wenn das nur gut geht!‹ Beide wollen uns immer vor allem beschützen und lassen uns deshalb auch wenig selbst machen.« So hat Linus den Glauben entwickelt, dass die Welt voller Risiken und Gefahren ist, und er achtet mehr als andere auf Hinweise für Gefahren. Natürlich reibt Linus' Waschzwang-Monster sich die Hände: »Da habe ich gute Chancen mit meiner Fuchsbandwurmgeschichte!«

Auch bei Max hat die Erziehung etwas mit seinem Zwang zu tun. Max' Vater ist sehr ordentlich. Alles muss an seinem Platz liegen, geordnet und sortiert, wie mit dem Lineal ausgemessen. Max war auch schon immer sehr ordentlich. »Ganz der Papa«, sagten die Leute, wenn sie Max' Kinderzimmer und seine aufgereihten Spielzeugautos sahen. Seine Mutter und seine Brüder sind dagegen eher unordentlich. Der Vater regt sich oft über sie auf und schimpft über die Unordnung. Max dagegen lobt er für seine Ordnung. Das ist Max besonders wichtig, weil sein Vater sehr streng ist und sonst nur selten lobt. Ein Ordnungszwang-Monster war begeistert, als es das Arbeitszimmer des Vaters und Max' Zimmer sah. »Toll, da freuen sich ja gleich zwei, wenn ich hier einziehe. Ich werde Max immer sagen: ›Mach mal alles schön ordentlich, dann machst Du auch Deinem Papa eine Freude!‹«

Maja, das Mädchen, das keiner Fliege etwas zuleide tun kann, sagt über ihre Eltern: »Meine Eltern sind so lieb. Ich habe sie noch nie streiten hören. Aber ich glaube, sie haben auch ein Problem damit. Ein Beispiel: Unsere Nachbarin leiht sich von meinem Vater immer wieder das Auto aus. Er traut sich nicht zu sagen, dass er es selbst braucht, und nimmt dann lieber den Bus. Er hat Angst, dass die Nachbarin sonst böse auf ihn ist. Meine Mutter ist genauso. Ihre Arbeitskollegin fragt sie dauernd, ob sie bei der Arbeit einspringen kann. Meine Mutter sagt dann Ja, obwohl sie selbst genug zu tun hat. Sie meint dann zwar, dass es nicht so schlimm ist, aber man merkt doch, dass es ihr eigentlich zu viel ist.«

Wenn es in einer Familie harmonisch zugeht, ist das sehr schön, aber es hat auch sein Gutes, manchmal zu streiten und nicht immer zu tun, was die anderen wollen. Sonst lernt man nicht, auf seine eigenen Bedürfnisse zu achten, und merkt nicht, dass man es nicht immer allen recht machen kann. Eine gesunde Portion Ärger gehört zum Leben dazu. Menschen wie Maja, die das nicht gelernt haben, kriegen dann sofort einen großen Schreck und ein schlechtes Gewissen, wenn ein aggressives Zwangsmonster ihnen einredet, dass sie etwas Böses getan haben. Sie können so einen Gedanken nicht als Unsinn abtun.

Zu viel Streit ist natürlich auch nicht gut. Sebastians Zwang begann, als seine Eltern viele Probleme miteinander hatten und sich ständig stritten. Die Eltern waren sich nicht sicher, ob sie überhaupt zusammenbleiben wollten. Sebastian war darüber sehr unglücklich, weil er an beiden hing und wollte, dass sie aufhörten, sich zu streiten. Weil sein Zwang so schlimm wurde, mussten sich beide Eltern plötzlich ganz viel um Sebastian kümmern. Für Streiten blieb gar keine Zeit. Es war, als wenn das magische Zwangsmonster Sebastian zugeflüstert hätte: »Wenn Du mich bei Dir einziehen lässt und machst, was ich sage, dann helfe ich Dir, dass Deine Eltern zusammenbleiben.«

Biologische Bedingungen

Wie bei Leonie hat manchmal ein Elternteil, die Oma oder der Opa oder ein anderer Verwandter auch eine Zwangsstörung. Der Onkel von Ben hat zum Beispiel auch einen Zwang, allerdings einen ganz anderen als Ben, nämlich einen Kontrollzwang. Wissenschaftler haben herausgefunden, dass auch biologische Bedingungen bei der Entstehung von Zwängen eine Rolle spielen können. Allerdings ist hier vieles noch nicht genau geklärt, und die Vererbung ist bei Zwängen nicht so bedeutsam wie z. B. bei der Augenfarbe. Wenn in einer Familie die Mutter braune und der Vater blaue Augen hat, so haben vielleicht zwei Kinder braune Augen und eines hat blaue Augen. Natürlich hängt das auch noch davon ab, welche Augenfarbe die Großeltern haben, aber man könnte sagen, dass sich die braune Augenfarbe schon ganz klar durchsetzt. So ist das bei Zwängen nicht. Manchmal hat ein Elternteil oder jemand aus der Verwandtschaft eine Zwangsstörung, meistens aber nicht.

Außerdem weiß man, dass das Gehirn bei Zwangskranken in manchen Bereichen zu stark arbeitet. Ob das schon immer so war oder erst seit Beginn der Zwangserkrankung, das kann man aber noch nicht sagen. Wichtig ist jedoch zu wissen, dass man selbst etwas dafür tun kann, dass das Gehirn überall wieder so arbeitet, wie es soll. Es gibt viele Untersuchungen, die zeigen, dass das Gehirn von Zwangskranken nach erfolgreicher Arbeit gegen den Zwang wieder normal funktioniert.

Was man auch noch wissen muss: Für die Arbeit des Gehirns sind verschiedene Botenstoffe wichtig, die dafür sorgen, dass die Nachrichten an der richtigen Stelle im Gehirn ankommen. Von einem der Botenstoffe, er heißt Serotonin, ist bei Zwangskranken in bestimmten Bereichen des Gehirns zu wenig vorhanden. Das erklärt auch, warum bestimmte Medikamente, die für mehr Serotonin sorgen, gegen Zwänge helfen (siehe Kapitel 2).

Liebe Eltern,

an dieser Stelle möchten wir mit Nachdruck sagen, dass Eltern nicht schuld an der Erkrankung ihrer Kinder sind! Viele von Ihnen belastet sicher genau diese Frage, und Sie quälen sich mit Selbstvorwürfen, was Sie vielleicht alles falsch gemacht haben in der Vergangenheit, dass Ihr Kind jetzt eine Zwangsstörung hat. Dahinter steckt oft die Ansicht, dass eine Zwangsstörung allein aufgrund einer falschen Erziehung oder aufgrund der Gene entsteht. Das ist jedoch durch die Forschung widerlegt. Nachgewiesen ist, dass es verschiedene Risikofaktoren gibt, die aber von Mensch zu Mensch unterschiedlich sind. Die Erziehung kann, muss aber kein Risikofaktor sein, der biologische Faktor ist klein. Außerdem entsteht eine Zwangsstörung immer aus dem Zusammenspiel mehrerer Risikofaktoren.
Als Risikofaktoren belegt sind zu hohe Erwartungen in Bezug auf gute Leistungen, Ordnung und Pflichterfüllung, wobei es natürlich auch von der Persönlichkeit und den Fähigkeiten des Kindes abhängt, welche Erwartungen angemessen sind und welche es überfordern. Ein zu hohes Bedürfnis nach Harmonie und Konfliktvermeidung gilt nach verschiedenen Untersuchungen ebenfalls als ungünstig. Hier kommt es auf die passende Balance zwischen Harmonie und Streit an. Wichtig ist es auch, ein für das Kind passendes Gleichgewicht zu finden zwischen Behüten und Für-das-Kind-da-Sein auf der einen Seite und Unterstützung seiner Selbstständigkeit auf der anderen Seite. Eltern von zwangskranken Kindern sind teilweise selbst ängstlich und neigen dazu, ihre Kinder zu sehr zu behüten. Denken Sie daran, dass Eltern immer auch ein Vorbild für ihre Kinder sind, und Ihre Kinder daher viel von Ihnen übernehmen. Wenn Sie selbst eine Zwangserkrankung haben oder Ihr Verhalten in diese Richtung geht, dann ist es gut, wenn Sie sich selbst ebenfalls Hilfe holen.

Du hast die Zwangsmonster schon ein bisschen kennengelernt und verstehst auch schon ein bisschen, wie sie ticken. Dann kannst Du Dir sicher vorstellen, dass sie sich bei der Suche nach einem neuen Zuhause genau überlegen, bei wem sie da einziehen. Bei einigen Kindern und Jugendlichen geht es nämlich leichter, bei anderen schwerer. Und es hat auch nicht jedes Zwangsmonster bei jedem Kind die gleichen Chancen. Am deutlichsten wird das vielleicht bei Max. Max war schon immer ein ordentlicher Mensch. Er liebte seine Ordnung, er fühlte sich wohl damit. Da hat ein Ordnungszwang-Monster ein leichtes Spiel, wenn es sagt: »Mensch, willst Du nicht noch ein bisschen mehr Ordnung machen? Dann ist es noch schöner!« Max fand das auch und machte mit. So konnte sich der Ordnungszwang allmählich und unmerklich immer mehr ausbreiten, bis es Max irgendwann viel zu viel wurde. Max' Brüder sind eher unordentlich. Stell Dir vor, hier kommt ein Ordnungszwang-Monster an und sagt: »Wollt Ihr nicht ein bisschen mehr Ordnung machen? Dann ist es noch schöner!« Dann sagen die Brüder: »Sag mal, spinnst Du? Was soll denn daran schön sein?!«

Leonie ist im Vergleich zu ihren Freundinnen schon immer etwas ängstlicher gewesen. Das hat sich ihr Waschzwang-Monster zunutze gemacht. Ein ängstlicher Mensch fürchtet eher die Gefahren, die ihm eingeredet werden, auch wenn sie tausendfach übertrieben sind.

Ben ist jemand, der sich schnell für etwas verantwortlich fühlt. Das ist in vielen Bereichen sehr gut. In der Schule schätzen seine Lehrer ihn sehr, weil Ben bei Gruppenarbeiten immer alle im Auge behält und sich darum kümmert, dass ein schönes Gesamtergebnis herauskommt. Auch die anderen in der Gruppe freuen sich darüber. Leider hat das Zwangsmonster ebenfalls erkannt, dass Ben sich schnell für alles verantwortlich fühlt, und nutzt das nun für seine Zwecke aus. »Ben, Du bist verantwortlich, wenn Deinen Eltern was passiert! Mach was dagegen!« Ben kann das nicht einfach abtun, weil er sich so schnell verantwortlich fühlt (auch noch aus anderen Gründen, aber davon gleich mehr).

Du weißt es eigentlich schon, aber vorsichtshalber weisen wir lieber noch mal darauf hin: Bestimmte Eigenschaften führen nicht automatisch zu einer Zwangserkrankung. Es gibt viele ordentliche und gründliche Leute ohne Kontroll- oder Ordnungszwang. Und nicht jeder, der ängstlich ist, hat einen

Waschzwang. Nicht immer lassen sich Zusammenhänge finden zwischen Eigenschaften und Zwang, aber wenn man welche entdecken kann, so kann einem das im Kampf gegen das Monster weiterhelfen, weil man dann besser aufpassen kann, dass das Monster da nicht mehr andockt.

Wenn Du willst, kannst Du einmal schauen, welche Eigenschaften Du hast, die sich der Zwang zunutze macht. Es kann sich dabei um Eigenschaften handeln, die Du an Dir selbst nicht so gut leiden kannst, vielleicht bist Du z. B. nicht so selbstbewusst, wie Du gern sein willst. Es können auch Eigenschaften sein, die in anderen Lebensbereichen durchaus nützlich sind, z. B. wenn jemand gern gewissenhaft und gründlich ist; sie können aber zum Problem werden, wenn es der Zwang schafft, einem einzureden, dass Fehler eine Katastrophe sind.

Belastende Erlebnisse

Meistens sind es eher die schlechten Erfahrungen oder Erlebnisse, die dem Zwangsmonster helfen, dass es einen Platz im Zuhause eines Kindes oder Jugendlichen bekommt. Manchmal liegen die Erlebnisse schon länger zurück, manchmal sind sie gerade erst überstanden oder man steckt noch mittendrin. Bei Ben war sicherlich die Erkrankung seiner jüngeren Schwester ein wichtiges Ereignis. Als er klein war, hatte seine Schwester schweres Asthma mit Erstickungsanfällen. Seine Eltern machten sich große Sorgen um sie, seine Mutter war oft mit ihr im Krankenhaus. Mehrmals musste auch der Notarzt kommen. Beide Eltern waren sehr mit der Schwester beschäftigt und froh, dass Ben nicht so viel Aufmerksamkeit brauchte. Sie hätten sich gern mehr um ihn gekümmert, aber das war in dieser Zeit kaum möglich. Bis die Schwester wieder ganz gesund war, vergingen mehrere Jahre. Beide Eltern erinnern sich noch, dass ihnen irgendwann auffiel, dass Ben vieles mehrmals machte, obwohl doch einmal ausgereicht hätte. Es war aber nicht so schlimm, dass sie es angesprochen hätten, und wurde auch irgendwann weniger. Als Bens geliebte Oma einen schweren Autounfall hatte, wurden die Wiederholungen wieder mehr. Obwohl der Autofahrer eindeutig die Schuld hatte, machte sich Ben schwere Vorwürfe, denn die Oma hatte ihn gefragt, ob er für sie einkaufen könnte. Er hatte aber an dem Tag keine Zeit und bis zum nächsten Tag wollte seine Oma nicht warten.

Schauen wir uns das Ganze einmal aus Sicht des Zwangsmonsters an. Es gibt eine Zeit, wenn wir klein sind, in der uns Menschen die Welt groß und unberechenbar vorkommt. In dieser Zeit nehmen wir gern magische Kräfte zu Hilfe und machen sozusagen Verträge mit uns selbst. »Wenn ich nicht auf die Gehwegritzen trete, lässt mich der blöde Sven heute in Ruhe.« Normalerweise wird dieses magische Denken von allein weniger. Wenn aber jemand in dieser Zeit viel Beängstigendes und Unvorhersehbares erlebt, kann es erhalten bleiben. Bei Ben war das so: Er konnte kaum Zuversicht und Vertrauen entwickeln, dass schon alles gut wird im Leben, denn bei ihm in der Familie war ja nicht alles gut. Die Erkrankung der Schwester war lebensbedrohlich und man konnte nicht sagen, ob alles gut wird. Er hat selbst schon sehr früh große Sorgen und Ängste erlebt und konnte von seinen Eltern auch nicht beruhigt und getröstet werden, dass schon alles gut wird. Schon da nahm er mehr magische Rituale zu Hilfe als andere Kinder. Sie wurden aber weniger, als es seiner Schwester besser ging. Als dann seine Oma den Unfall hatte, kam das Zwangsmonster und sagte: »Ich hab Dir doch schon einmal geholfen, weißt Du noch? Dann hast Du mich vernachlässigt und nun siehst Du, was mit Deiner Oma passiert ist. Willst Du wirklich riskieren, dass auch andere aus Deiner Familie einen Unfall haben?« Ben traut sich nicht mehr, dem Zwangsmonster zu sagen, dass es Unsinn redet.

Ben hat sehr schwere Erfahrungen mit der Erkrankung seiner Schwester und dem Unfall der Oma gemacht. Andere Kinder und Jugendliche haben andere schwere Erfahrungen gemacht, die ebenfalls von ihren Zwangsmonstern ausgenutzt wurden. Sebastian litt ja sehr unter dem Streit seiner Eltern und hatte Angst, dass sie sich trennen würden. Livia wurde in der vierten Klasse in der Schule gehänselt. Das lag vor allem an Monika, die sich Livia als Zielscheibe ausgesucht hatte. Als Livia ins Gymnasium kam, war das vorbei, sie war sogar sehr beliebt. Die Zeit mit dem Hänseln war aber für sie so schlimm gewesen, dass sie große Angst hatte, dass ihr das wieder passieren könnte. Immer wenn jemand sie an Monika erinnerte, weil ein Mädchen z. B. die gleiche Haarfarbe, Brille oder etwas anderes hatte, musste sie sich die Hände waschen. Ihr Waschzwang-Monster sagte ihr: »Wasch alles mit Monika ab, damit Dir das nicht wieder passiert.«

Nachdem Du nun anhand der verschiedenen Beispiele gesehen hast, welche Erlebnisse so ein Zwangsmonster ausnutzen kann, kannst Du ja mal überlegen, ob es bei Dir auch solche Erlebnisse gibt.

Die Tricks der Zwangsmonster

Wir haben ja schon gesagt, dass die Zwangsmonster nicht dumm sind, sondern sich genau überlegen, welche Argumente sie vorbringen müssen, um ins Haus und ins Zimmer eingelassen zu werden. Dabei überlegen sie sich natürlich genau, welche Behauptung zu welchem Menschen passt. Sehen wir uns doch zunächst mal an, was sich Zwangsmonster so alles einfallen lassen. Herr Moritz und Frau Hauschildt haben in ihrem Buch (Moritz & Hauschildt 2011) eine Reihe von Behauptungen zusammengetragen, mit denen die Zwangsmonster häufig Erfolg haben. Wir haben aus diesem Buch die wichtigsten für Dich herausgesucht und mit Beispielen erläutert:

Übertreibung der tatsächlichen Gefahr → Die tatsächliche Gefahr, dass ein Unglück passiert, wird vom Zwangsmonster maßlos übertrieben, und es behauptet: »Die Welt ist gefährlich! Es kann jederzeit etwas Schlimmes passieren!«

Gefühle zeigen Gefahr an → Das Zwangsmonster redet dem Betroffenen ein, dass allein seine Gefühle ein Beweis für echte Gefahr seien: »Wenn Du Angst hast, beweist das, dass etwas wirklich gefährlich ist.«

Übertreibung der Verantwortung → Das Zwangsmonster übertreibt, wie groß die Verantwortung einer Person an einem Unglück ist, und behauptet: »Du bist allein daran schuld, dass Jonas sich den Arm beim Fahrradfahren gebrochen hat, denn Du hast ihm Dein Fahrrad geliehen.«

Wer schlechte Gedanken hat, ist ein schlechter Mensch → »Wenn Du wütend auf Deine Lehrerin bist und ›Blöde Kuh!‹ denkst, bedeutet das, dass Du ein schlechter Mensch bist!«

Schlechte Gedanken sind das Gleiche wie schlechte Taten → Das Zwangsmonster tut so, als sei jemand ein schlechter Mensch, weil er auch mal negative Gedanken hat: »Wenn Du in einem Laden darüber nachdenkst, eine Tafel Schokolade ohne Bezahlen zu nehmen, ist das das Gleiche wie eine Tafel Schokolade tatsächlich zu klauen!«

Schlechte Gedanken führen zu schlimmen Ereignissen → Manchmal behauptet das Zwangsmonster, dass ein schlimmes Ereignis eintritt, nur weil man daran gedacht hat: »Wenn Du denkst: »Ich will nicht Fußball spielen, hoffentlich regnet es«, dann wird das auch in Wirklichkeit passieren! Und dann bist Du daran schuld!« (Diesen letzten Satz sagt das Monster nicht zu jedem.)

Diese Behauptungen werden dann leicht akzeptiert, wenn der Betroffene vorher selbst schon mal in diese Richtung gedacht hat. Deshalb überlegt ein Zwangsmonster immer ganz genau, zu wem es was sagt. Schauen wir uns ein paar Beispiele an:

Leonie hat ja von ihrer Mutter früh gelernt, dass Bakterien und Keime Gefahren in sich bergen. Das Zwangsmonster nutzt bei ihr also gleich drei Behauptungen: Übertreibung der tatsächlichen Gefahr, Gefühle zeigen Gefahr an und Übertreibung der Verantwortung. Dann tut es noch so, als ob es auch einen Beweis hätte. Es sagt: »Du kannst Dich jederzeit und überall mit Salmonellen anstecken! Salmonellen sind ganz gefährlich, sogar tödlich! Wenn Du so eine Angst vor Salmonellen hast, zeigt das doch, wie gefährlich sie sind. Sonst hättest Du ja keine Angst! Wenn Du Dich nicht wäschst, bist Du schuld, wenn Deine Familie an Salmonellen stirbt!« Das sind schon ganz schön harte Sätze, die das Monster immer wieder zu Leonie sagt. Und dann sagt es noch: »Hör auf mich! Wenn Du immer alles gut abwäscht, dann passiert nichts!« Kein Wunder, dass es ihr so schwerfällt, dem Waschen zu widerstehen.

Ben setzt das Zwangsmonster auf eine andere Weise unter Druck. Erinnerst Du Dich? Er fühlt sich schnell für alles verantwortlich. Wenn er von einem schlimmen Ereignis hört und in dem Moment an jemanden aus seiner Familie denkt, bekommt er Angst, dass demjenigen genau das passiert, was er gerade gehört hat. Dann muss er alles, was er in dem Moment gemacht hat, dreimal wiederholen und sich die Person dabei gesund vorstellen. Das Zwangsmonster sagt zu ihm: »Hast Du das gehört? Unfall! Und Du hast gerade an Deine Mutter gedacht! Das bedeutet, Deine Mutter wird einen Unfall haben und Du bist dafür verantwortlich, weil Du sie mit dem schlimmen Wort in Verbindung gebracht hast! Deine arme Mutter, und Du bist schuld!« So hört man das Zwangsmonster jammern und schreien.

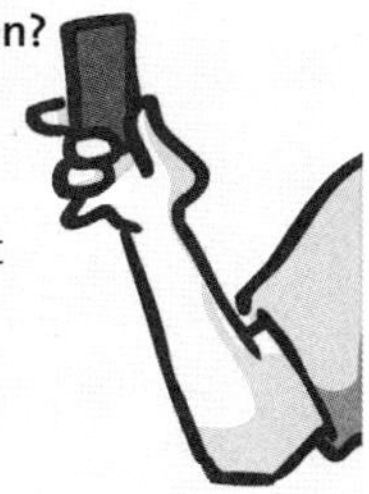

Behauptung	Welche wirken bei Dir?	Was behauptet Dein Zwangsmonster?	Was sagst Du dagegen?
Übertreibung der Gefahr	☒	*Du kannst Dich immer und überall mit Salmonellen anstecken! Salmonellen sind ganz gefährlich, sogar tödlich.*	Diese Spalte wird erst später ausgefüllt (vgl. Kap. 3).
Gefühle zeigen Gefahr an.	☒	*Wenn Du so eine Angst vor Salmonellen hast, zeigt das doch, wie gefährlich sie sind. Sonst hättest Du ja keine Angst!*	
Übertreibung der Verantwortung	☒	*Wenn Du Dich nicht wäschst, bist du schuld, wenn Deine Familie an Salmonellen stirbt!*	
Wer schlechte Gedanken hat, ist ein schlechter Mensch.	☐		
Schlechte Gedanken sind das Gleiche wie schlechte Taten.	☐		
Schlechte Gedanken führen zu schlimmen Ereignissen.	☐		

Du merkst schon, es behauptet erstens: Schlechte Gedanken führen zu schlimmen Ereignissen: »Wenn Du an deine Mutter und an einen Unfall gleichzeitig denkst, wird Deine Mutter einen Unfall haben.« und zweitens verwendet es die Übertreibung der Verantwortung: »Und Du allein bist daran schuld!« Das wiederholt es wieder und wieder. Und dann beruhigt es Ben: »Hey Ben, ich bin Dein Freund, ich helfe Dir! Mach alles dreimal, was Du gerade gemacht hast. Und stell Dir Deine Mutter vor, wie sie fröhlich und gesund ist. Dann passiert Deiner Mutter nichts! Ist doch eine gute Idee, oder?« Natürlich möchte Ben dann kein Risiko eingehen und wiederholt die Dinge brav dreimal und denkt dabei an seine fröhliche, gesunde Mutter.

Bei Charlotte mit den Kontrollzwängen wirken vor allem die Übertreibung der tatsächlichen Gefahr und die Übertreibung der Verantwortung: »Bist Du wirklich sicher, dass der Herd aus ist? Wenn Du nicht 100 Prozent sicher bist, schau lieber noch mal nach. Sonst brennt das Haus ab und Leute sterben. Und Du bist schuld!« Wenn man solche Sätze glaubt, ist es ganz natürlich, dass man dann lieber noch mal und noch mal und noch mal kontrolliert.

Zu Philipp sagt das Monster etwas anderes: »Oh Mann, was hast Du da für Gedanken? Du bist doch nicht normal! Du bist ja echt pervers! Wer solche Gedanken hat, der muss pervers sein! Das zeigt doch, dass Du mit kleinen Mädchen was Sexuelles machen willst. Sonst hättest Du doch solche Gedanken nicht! Du bist ja echt widerlich! Geh der Freundin Deiner Schwester lieber aus dem Weg, sonst passiert noch was. Oder geh lieber allen kleinen Mädchen aus dem Weg, damit sie vor Dir sicher sind!«

Hast Du erkannt, welche Behauptungen dahinterstecken? Richtig, die Sätze über die Bedeutung von schlechten Gedanken: »Wenn Du schlechte Gedanken hast, bedeutet das, dass Du pervers bist!«, »Wenn Du schlechte Gedanken hast, bedeutet das, dass Du das auch tun willst!« und »Wenn Du schlechte Gedanken hast, wird das auch passieren!«.

Komm nun den Tricks Deines eigenen Zwangsmonsters auf die Spur und trage sie am besten in Dein Arbeitsblatt 1 – 2 ein. Die rechte Spalte (»Was sagst Du dagegen?«) lass bitte noch leer, damit beschäftigen wir uns im dritten Kapitel. Wenn Du Hilfe bei diesem oder auch bei anderen Arbeitsblättern brauchst, so frag Deine Eltern oder eine andere Person, der Du vertraust, ob sie sich mit Dir zusammensetzen, um gemeinsam die Arbeitsblätter auszufüllen.

Ein leeres Arbeitsblatt findest Du im Anhang und im Internet unter www.psychiatrie-verlag.de/product/dem-zwang-die-rote-karte-zeigen

Arbeitsblatt 1 – 2 Behauptungen des Zwangsmonsters

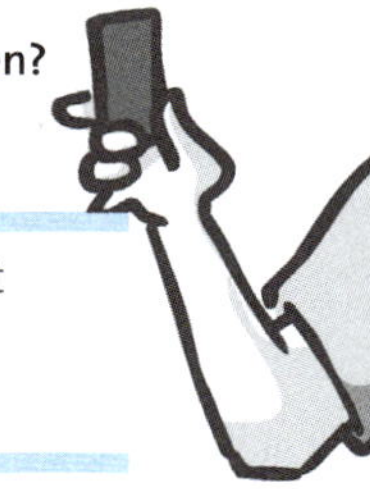

Behauptung	Welche wirken bei Dir?	Was behauptet Dein Zwangsmonster?	Was sagst Du dagegen?
Übertreibung der Gefahr	☐		Diese Spalte wird erst später ausgefüllt (vgl. Kap. 3).
Gefühle zeigen Gefahr an.	☐		
Übertreibung der Verantwortung	☐		
Wer schlechte Gedanken hat, ist ein schlechter Mensch.	☐		
Schlechte Gedanken sind das Gleiche wie schlechte Taten.	☐		
Schlechte Gedanken führen zu schlimmen Ereignissen.	☐		

Das Zwangspuzzle

Die wichtigsten Einflüsse, die bei der Entstehung von Zwangsstörungen eine Rolle spielen, hast Du nun kennengelernt. Zeit, zu überlegen, wie es bei Dir aussieht. Hast Du eine Idee, welche Einflüsse bei Dir wichtig sind? Dann trag diese doch bitte in das Arbeitsblatt 1 – 3 ein.

Leonie zeigt Dir, wie sie ihr Arbeitsblatt ausgefüllt hat, damit Du ein Beispiel hast.

Familiäre Einflüsse	*Meine Mutter ist selbst ängstlich und so habe ich von ihr gelernt, dass Bakterien gefährlich sind.*
Biologische Bedingungen	*Meine Mutter hatte früher mal einen Zwang.*
Die eigene Persönlichkeit	*Ich bin eher ängstlich.*
Wichtige Erlebnisse	*—*
Behauptungen des Zwangsmonsters	*»Du kannst Dich überall anstecken.« (Übertreibung der Gefahr)* *»Wenn Du solche Angst vor Salmonellen hast, zeigt das doch, wie gefährlich sie sind..« (Gefühle zeigen Gefahr an.)* *»Du bist verantwortlich, wenn etwas passiert.« (Übertreibung der Verantwortung)*

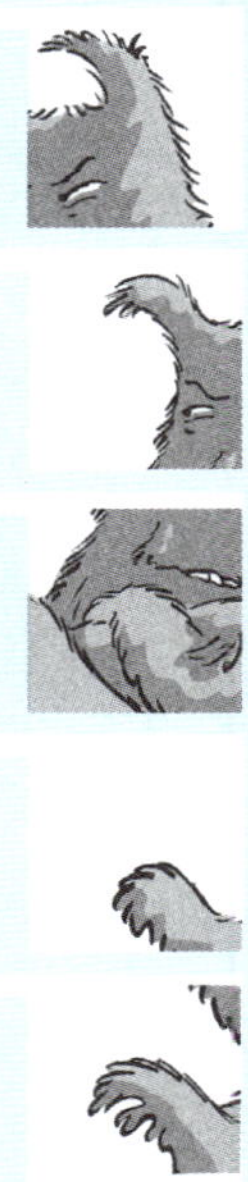

Ein leeres Arbeitsblatt findest Du auch hier im Anhang und im Internet unter psychiatrie-verlag.de/product/dem-zwang-die-rote-karte-zeigen

1.5 Warum Zwänge häufig nicht von allein weggehen

Wie Du siehst, hat sich das Zwangsmonster im Leben von Leonie ganz schön ausgebreitet. Leonie hat kaum noch Platz in ihrem eigenen Zimmer und muss ständig tun, was ihr Zwangsmonster will. Sogar die Eltern und die Schwester befolgen schon oft die Regeln des Zwangsmonsters, weil es Leonie sonst schlecht geht. Aber wie kommt denn das? Warum sagt Leonie nicht einfach: »Schluss jetzt, ich hab die Nase voll von Dir! Raus mit Dir!«?

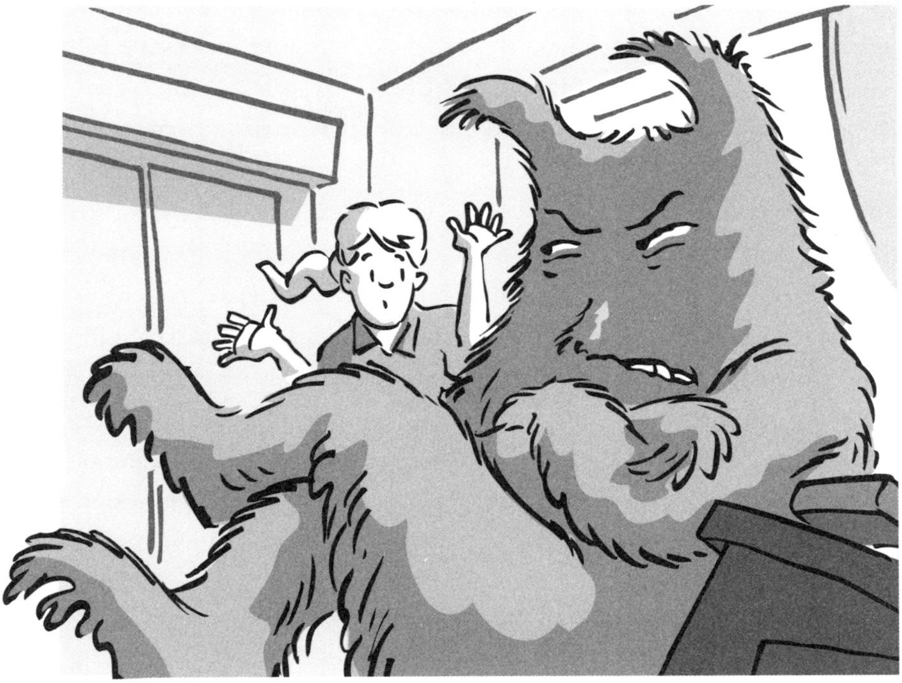

Leider geht das nicht so einfach, denn die Zwangsmonster übertreiben nicht nur maßlos und stellen falsche Behauptungen auf. Ohne dass man es so genau merkt, gibt Leonies Monster ihr etwas, was ihr sehr wichtig ist. Das Zwangsmonster hat sich auf diese Weise fast unentbehrlich gemacht.

Bei Leonie setzt ihr Zwangsmonster bei ihrer Ängstlichkeit an. Gleichzeitig war es für das Zwangsmonster praktisch, dass die Nachbarin so ausführlich von ihrer Salmonellen-Vergiftung erzählte. Seitdem achtet Leonie sehr auf das Thema und findet dauernd etwas über Salmonellen in in den Medien. Oft werden die Ereignisse drastischer dargestellt, damit es für die Leute spannender ist. Aber das hat das Zwangsmonster Leonie natürlich nicht verraten, sondern genau in die Kerbe gehauen: »Hast Du schon gehört, was heute in den Nachrichten gesagt wurde? Da war schon wieder eine Salmonellen-Vergiftung in einem Kindergarten! Siehst Du, Du kannst Dich jederzeit und überall mit Salmonellen anstecken! Salmonellen sind ganz gefährlich, sogar tödlich! Willst Du wirklich schuld daran sein, dass Deine ganze Familie an Salmonellen stirbt? Hör auf mich! Wasch den Apfel mit Seife ab, bevor Du ihn schälst. Dann wasch Dir gründlich die Hände mit viel Seife, dann kannst

Du ihn essen.« Nach ein paar Tagen sagte das Zwangsmonster noch etwas anderes zu ihr: »Guck mal, Du bist immer noch gesund und Deine Familie auch. Wie gut, dass Du auf mich gehört hast!« So wurde Leonie von dem Zwangsmonster darin bestärkt, Zwangshandlungen auszuführen.

Genauso machte es das Zwangsmonster, wenn Leonie Dingen aus dem Weg ging (Vermeidungsverhalten): »Leonie, es ist doch gut, dass Du gar keinen Salat mit Mayonnaise isst. Du siehst, keiner in der Familie hat Salmonellen bekommen.« Je länger die Zwangserkrankung andauerte, desto mehr wurde Leonie also in ihrem ungünstigen Verhalten bestärkt (Zwangshandlungen machen, anderes vermeiden). Weil sie dem Zwangsmonster glaubte und ihm gehorchte, wurde sie aber auch immer ängstlicher. Weil sie sich immerzu die Hände wusch, merkte sie nicht, dass man gar nicht so schnell Salmonellen bekommt, wenn man sie mal nicht gleich wäscht. Stattdessen bekam das Zwangsmonster viel Gelegenheit zu sagen: »Gut, dass Du Dir die Hände gewaschen hast, deshalb sind alle auch gesund.« Es konnte Leonie also noch besser unter Druck setzen. Ein Teufelskreis!

Bens Zwangsmonster macht es ähnlich: Jeden Tag sagt es ihm wieder, dass es gut ist, wenn Ben ihm gehorcht – man sieht's ja am Ergebnis, keinem ist bislang etwas Schlimmes passiert. Neulich bot sich dem Zwangsmonster eine besonders gute Gelegenheit. Bens Mutter wäre fast von einem Radfahrer umgefahren worden, der einfach auf dem Fußweg fuhr. Was glaubst Du, was das Zwangsmonster da gesagt hat? »Ben, Du musst mir besser gehorchen und Deine Wiederholungen ordentlicher machen. Und wenn sie nicht ordentlich sind, musst Du eben alles noch mal besser machen. Ich hatte das Gefühl, Du warst gestern Abend unkonzentriert. Und schon wäre Deiner Mutter beinahe was passiert! Also achte in Zukunft darauf, dass Du meine Regeln besser befolgst!« Ben bekam ein furchtbar schlechtes Gewissen, seine Angst um seine Mutter nahm zu. In der Folge wiederholte er alles noch dreimal mehr, weil er nichts mehr riskieren wollte.

Auch Ben hilft das Zwangsmonster, Sicherheit zu gewinnen, dass seiner Familie nichts passiert. Das ist ihm besonders wichtig, weil er ja erlebt hat, wie bedrohlich die Erkrankung seiner Schwester war und wie unsicher es war, ob sie wieder gesund wird. Und der Zwang befreit Ben von Schuldgefühlen. Wenn er die Zwangsrituale gut ausgeführt hat, fühlt er sich sicher, dass seiner Familie nichts passiert. Man könnte fast sagen, dass der Zwang Ben diese Sicherheit schenkt, dafür, dass er bei ihm wohnt und Ben alles macht, was er sagt. Nur dass es sich nicht um ein echtes Geschenk ohne Gegenleistung handelt, wie man es zum Geburtstag bekommt, sondern eher um einen schlechten Deal nach dem Motto: Wenn Du das tust, was ich Dir sage, kriegst Du dafür auch etwas von mir. In Bens Fall verspricht das Zwangsmonster Sicherheit und Befreiung von Schuldgefühlen. Beides fühlt sich für Ben gut an.

Dass Ben trotzdem insgesamt einen schlechten Tausch macht, ist klar. Er handelt sich viele Nachteile in anderen Bereichen ein: Er kommt nicht dazu, seine Hausaufgaben ordentlich zu machen, ihm geht es auf Dauer immer schlechter, und seine Eltern und die Schwester müssen auch immer mehr dem Zwang gehorchen. So dürfen sie »gefährliche« Wörter wie z. B. Tod, Krankheit, Unfall nicht mehr sagen. Die Nachteile sind Ben bewusst. Trotzdem weiß er sich nicht anders zu helfen. Er nimmt sich zwar immer wieder vor, Widerstand zu leisten, aber das Zwangsmonster macht ihm doch so viel Angst, dass Ben ihm immer wieder nachgibt.

Ein anderes Beispiel für diese Art von Versprechen ist der Schutz vor Katastrophen. Bei Charlotte sagt ihr Kontrollzwang-Monster: »Tu, was ich sage, und das Haus brennt nicht ab. Gehorche mir, und es kommt zu keiner Überschwemmung.« Zu Jan sagt es: »Hör auf mich, und ich helfe Dir, dass Deine Hausaufgaben fehlerfrei sind.« Bei Emma und Jonathan hilft das Zwangsmonster, ihren Ekel vor Urin und Kot zu verkleinern.

Es gibt noch andere Möglichkeiten für Zwangsmonster, sich scheinbar unentbehrlich zu machen. Das Monster schaut sich einfach die Lebenssituation an, ob es da nicht etwas anbieten kann, was jemand dringend braucht. Bei Sebastian, wo es so viel Streit zwischen den Eltern gibt, verspricht das Zwangsmonster, die Eltern davon abzuhalten, sich zu trennen. Das Zwangsmonster beschäftigt alle so stark, dass für Streit miteinander keine Zeit mehr bleibt. Jan verhindert durch das Kontrollieren der Hausaufgaben, dass sein Vater mit ihm schimpft, jedenfalls behauptet das das Zwangsmonster. Christian hilft das Zwangsmonster, seine Unsicherheit Mädchen gegenüber zu verbergen. Solange er Angst vor Aids hat, muss er keine Mädchen ansprechen. Max bekommt für seine Ordnung viel Anerkennung von seinem Vater, der ihn sonst wenig lobt.

In Kapitel 3 beschäftigen wir uns dann damit, wie es bei Dir aussieht und welche Ideen Du hast, wie sich das Zwangsmonster bei Dir unentbehrlich machen will. Denn wenn Du das erkannt hast, dann kannst Du Schritt für Schritt unabhängiger werden (siehe Seite 93 ff.).

1.6 Noch mal das Wichtigste

Eine Zwangserkrankung ist eine Krankheit, bei der man andauernd Dinge denken (Zwangsgedanken) oder machen muss (Zwangshandlungen), die man nicht denken oder machen möchte, weil man sich eigentlich ziemlich sicher ist, dass sie Quatsch sind. Trotzdem kann man sich nur schwer oder gar nicht dagegen wehren.

Es gibt viele verschiedene Arten von Zwängen, am häufigsten sind Wasch- und Kontrollzwänge sowie Zwangsgedanken mit aggressiven Inhalten. Es ist nicht immer ganz einfach, Zwänge von Eigenheiten oder Gewohnheiten zu unterscheiden. Aber meistens kann man sie daran erkennen, dass der Betroffene (und oft auch seine Familie) unter seinen Gedanken und Handlungen leidet, viel Zeit für sie benötigt und Probleme in der Schule, in der Ausbildung und in der Freizeit bekommt.

Meistens müssen mehrere Einflüsse zusammenkommen, damit ein Zwang entsteht. Sind Zwänge erst einmal da, verschwinden sie meist nicht wieder von allein, sondern verfestigen sich leicht, weil sie scheinbar gute Argumente auf ihrer Seite haben und etwas versprechen, dessen Nachteile erst nach und nach sichtbar werden. Eltern und Geschwister müssen sich oft auch den Regeln des Zwangs unterwerfen und stärken damit, ohne dass sie es wollen, ebenfalls den Zwang.

Wenn man sich die Vertreibung des Zwangsmonsters allein nicht zutraut, so kann man Hilfe suchen und finden, z. B. in Form von Psychotherapie und Medikamenten.

Grundsätzlich gibt es verschiedene Arten von Psychotherapie, z. B. die Verhaltenstherapie, tiefenpsychologische Therapie, Gesprächstherapie. Bei Zwangserkrankungen ist Verhaltenstherapie zu empfehlen, deswegen stellen wir diese im Folgenden näher vor. Zahlreiche Untersuchungen haben nämlich gezeigt, dass Verhaltenstherapie vielen zwangskranken Kindern, Jugendlichen und Erwachsenen geholfen hat, den Einflussbereich des Zwangsmonsters zu verkleinern oder es sogar ganz zu vertreiben. Für die anderen Arten von Psychotherapie gibt es diese Nachweise nicht. Die Menschen, die Psychotherapie anbieten, nennen sich logischerweise Psychotherapeuten. Psychotherapeutin oder Psychotherapeut für Kinder und Jugendliche wird man, wenn man nacheinander verschiedene Ausbildungen gemacht hat: erst Schule, dann ein Studium und danach die spezielle Ausbildung zur Kinder- und Jugendlichenpsychotherapeutin.

Zusätzlich kann es sinnvoll sein, Medikamente zu nehmen. Es gibt verschiedene zur Auswahl, deren gute Wirkung bei Zwängen in vielen Untersuchungen nachgewiesen wurde. Diese Medikamente bekommt man nicht einfach so in der Apotheke, sondern sie müssen von einer Ärztin oder einem Arzt verschrieben werden. Das kann zum Beispiel ein Kinderarzt sein (ganz genau heißt das: Facharzt für Kinder- und Jugendmedizin) oder eine Fachärztin für Kinder- und Jugendpsychiatrie und -psychotherapie. Beide Fachärzte haben nach dem Studium noch eine spezielle Weiterbildung gemacht und kennen sich daher gut aus.

Außerdem unterscheiden sich die Therapiemöglichkeiten noch nach der Intensität und dem Ort, an dem man die Therapie bekommt. Wenn die Zwänge nicht so stark sind und man im Alltag insgesamt trotz Zwängen ganz gut klarkommt, reicht es, wenn man für seine Verhaltenstherapie einmal die Woche zum Kinder- und Jugendlichenpsychotherapeuten geht (man nennt das auch ambulante Verhaltenstherapie). Ebenso kann man ambulant zum Facharzt gehen und dort alles zu den Medikamenten besprechen. Manchmal kann es aber sein, dass jemand mehr Therapie und Unterstützung braucht, weil er wegen der Zwänge vieles nicht mehr machen kann, z. B. in die Schule gehen, Freunde treffen. Dann kann man auch in eine Klinik gehen, wo man mehrere Wochen bleibt, da auch schläft und zur Schule geht. Oder man geht in eine Tagesklinik. Dort hält man sich wie in der Schule den ganzen Tag auf und lernt, wie man den Zwang vertreiben kann. Am späten Nachmittag geht man dann nach Hause. Manchmal muss man dann auch noch »Hausaufgaben« machen, d. h. üben, was man in der Tagesklinik gelernt hat.

In diesem Kapitel wollen wir die verschiedenen Therapiemöglichkeiten genauer erklären. Wir beginnen mit der ambulanten Verhaltenstherapie, wenn man also ein- bis zweimal die Woche zur Therapeutin oder zum Therapeuten in eine Praxis geht, und beschreiben danach, wie eine Therapie im Krankenhaus aussieht. Dann erklären wir Dir die wichtigsten Medikamente und zum Schluss fassen wir das Wichtigste noch einmal zusammen.

2.1 Zur Therapie gehen: ambulante Verhaltenstherapie

In der Verhaltenstherapie lernst Du verschiedene Methoden, die Du gegen Dein Zwangsmonster einsetzen kannst. Welche das genau sind und wie man sie anwendet, beschreiben wir im nächsten Kapitel. Viele kannst Du gut selbst und mit Unterstützung Deiner Familie anwenden. Gar nicht selten reicht das aus, um das Zwangsmonster zu vertreiben, wenn es sich noch nicht so ausgebreitet hat. Wenn Du aber denkst, dass Du lieber eine Fachperson an Deiner Seite haben möchtest, die Dich im Kampf gegen das Monster unterstützt, so kann es eine gute Idee sein, zur Verhaltenstherapeutin zu gehen. Wenn Du Dir nicht sicher bist, ob so eine Therapie das Richtige für Dich ist, so besprich das doch mit Deinen Eltern oder frag Deine Kinderärztin oder Deinen Kinderarzt, die Dich auch beraten können.

Wenn der Entschluss steht, eine ambulante Therapie zu machen, ist der nächste Schritt, einen oder mehrere Therapeuten ausfindig zu machen, die infrage kommen. Meistens kümmern sich die Eltern darum.

Liebe Eltern,

haben Sie sich auch schon gefragt, wer eigentlich der richtige Ansprechpartner für die Probleme Ihres Kindes ist? Es gibt so viele Berufsgruppen mit unterschiedlichen Bezeichnungen und Ausbildungen, dass man als Ratsuchender manchmal ganz verzweifelt ist. Nebenbei bemerkt, auch für Fachleute ist es nicht immer ganz einfach, da den Durchblick zu behalten. Wir möchten versuchen, ein paar einfache Richtlinien für die Hilfesuche zu geben, die Ihnen die Orientierung erleichtern.

Für eine Psychotherapie braucht Ihr Kind eine Kinder- und Jugendlichenpsychotherapeutin. Wenn Ihr Kind schon 16 Jahre oder älter ist, kann es auch zu einer Psychologischen Psychotherapeutin gehen. Psychologische Psychotherapeuten haben eine Psychotherapieausbildung für Erwachsene gemacht und können ihre Kenntnisse auf Jugendliche übertragen. Da es viele Anbieter mit ähnlichen Berufsbezeichnungen, aber unterschiedlichen Ausbildungen gibt, sollten Sie nach der Approbation fragen bzw. ob eine Abrechnung über die gesetzlichen oder privaten Krankenversicherungen möglich ist. Wenn eine Approbation vorliegt, können Sie sicher sein, dass eine solide Ausbildung mit einer Prüfung abgeschlossen wurde. Das ist nämlich für die Kassen Voraussetzung, damit sie die Kosten der Therapie übernehmen. Unbedingt empfehlenswert ist aus unserer Sicht eine Ausbildung in Verhaltenstherapie, denn nur für Verhaltenstherapie ist die Wirkung bei Zwangsstörungen nachgewiesen.

Wenn möglich, sollte Ihr Kind zu einem Therapeuten oder einer Therapeutin mit Erfahrung in der Behandlung von Zwangserkrankungen gehen. Wichtig ist es auch, dass der Therapeut oder die Therapeutin mit Ihrem Kind bei Bedarf Übungen gegen die Zwänge macht (Expositionsübungen), am besten auch außerhalb der Praxis, wenn es nötig ist. Das kann man alles im Vorfeld abklären, sogar schon bei der ersten Kontaktaufnahme per Mail oder Telefon. Wichtigste Voraussetzung für ein Gelingen der Therapie ist jedoch, dass »die Chemie stimmt«. Wenn Ihr Kind sich nicht wohlfühlt oder sich nicht gut aufgehoben fühlt, dann ist es besser, noch weiter zu suchen.

Adressen von Therapeuten können Sie zum Beispiel über den Kinderarzt, über das Internet, Ihre Krankenkasse oder das Telefonbuch erhalten. Eine gute Adresse ist auch die Deutsche Gesellschaft Zwangserkrankungen e. V. (DGZ) bzw. für die Schweiz die Schweizerische Gesellschaft für Zwangsstörungen (SGZ), die zahlreiche Adressen von Therapeuten haben, die sich mit der Behandlung von Zwangsstörungen auskennen (Adressen siehe Seite 124). Leider müssen Sie bei den meisten Therapeuten mit einer längeren Wartezeit rechnen.

Nach unseren Erfahrungen sind es meistens die Eltern, die Therapeuten anrufen oder eine E-Mail schreiben, um einen Termin zum Kennenlernen auszumachen. Bei Jugendlichen ist es auch öfter so, dass sie selbst anrufen oder eine E-Mail schreiben. Für Therapeuten ist beides in Ordnung. Ab 16 Jahren darfst Du auch ohne Wissen bzw. Zustimmung Deiner Eltern zum Psychotherapeuten gehen.

Die Therapie beginnt mit dem Erstgespräch, zu dem Du dann allein, mit einem oder beiden Elternteilen gehst. Erst mal geht es darum, sich kennenzulernen und zu sehen, ob Du Dir eine Therapie bei diesem Therapeuten vorstellen kannst. Gleichzeitig kann sich der Therapeut einen Eindruck verschaffen, ob er Dir gut helfen kann.

CHRISTIAN, 16 Vor dem ersten Gespräch war ich total aufgeregt. Ich hatte Angst, dass die Therapeutin mich nicht ernst nimmt. Gleichzeitig war ich sehr froh, endlich Hilfe zu bekommen. Das Gespräch lief super. Die Therapeutin fand ich gleich sympathisch. Sie war so nett und man merkte sofort, dass sie viel Ahnung von Zwängen hat. Ich wusste gleich, dass ich hier richtig bin. Sie fragte mich, wann und wie oft ich mir die Hände wasche und was meine Befürchtungen sind. Außerdem erzählte sie mir, welche Zwänge andere Kinder haben, und wollte wissen, ob ich die von mir auch kenne. Es hat total gutgetan zu hören, dass es anscheinend viele Menschen mit Zwängen gibt. Dann wollte sie noch mehr über mich und meine Familie erfahren und was wir in der Freizeit gerne machen und ob ich eine Freundin hätte usw. Am Ende hat die Therapeutin uns noch erzählt, wie so eine Behandlung aussieht. ×

BEN, 15 Bei mir lief es nicht ganz so glatt. Das erste Gespräch war bei einer Therapeutin, die ich irgendwie nicht mochte. Sie kam mir so streng vor. Sie kannte sich zwar mit Zwängen gut aus, aber während des ganzen Gesprächs hat sie kein einziges Mal gelächelt! Meine Mutter war dabei und fand die Therapeutin ganz okay. Aber als ich ihr sagte, dass ich mich bei ihr nicht so wohlgefühlt habe, meinte sie gleich: »Dann suchen wir weiter, du sollst dich bei ihr gut aufgehoben fühlen, nicht ich.« Das nächste Gespräch bei einer anderen Therapeutin war zum Glück ganz anders. Sie hat mich gleich bei der Begrüßung so nett angelächelt, das war schon mal viel besser. Ich konnte mir gleich vorstellen, eine Therapie bei ihr zu machen. Sie erklärte aber, dass ich mich nicht gleich entscheiden muss und wir insgesamt fünf Kennenlernsitzungen haben. Nach der fünften Sitzung hat sie mich noch mal gefragt, ob ich mit ihr zusammen die Therapie machen will. Ich habe dann endgültig Ja gesagt, wusste es aber eigentlich schon nach der ersten Stunde.

Auch wenn man meistens schon nach dem Erstgespräch weiß, ob einem die Therapeutin oder der Therapeut zusagt, bezahlen die gesetzlichen Krankenkassen insgesamt sechs Kennenlernsitzungen. Private Krankenkassen haben unterschiedliche Regelungen, die Deine Eltern vorher in Erfahrung bringen können. In diesen sogenannten probatorischen Sitzungen kann man den Therapeuten näher kennenlernen und feststellen, ob »die Chemie stimmt«. Der Therapeut wird Dir in diesen Sitzungen viele Fragen stellen, um Dich ebenfalls besser kennenzulernen. Außerdem braucht er viele Informationen von Dir für die Planung der Therapie. Oft bekommst Du in dieser Phase auch schon kleinere therapeutische Aufgaben, die eine gute Vorbereitung für den Kampf gegen das Zwangsmonster sind. Wenn Du nach diesen Sitzungen den Eindruck hast, dass Du doch nicht bei diesem Therapeuten bleiben möchtest, ist das in Ordnung. Bei einem anderen Therapeuten hast Du dann wieder fünf Sitzungen Zeit, Dir zu überlegen, ob Du hier besser aufgehoben bist.

Hast Du Dich dann für einen Therapeuten oder eine Therapeutin entschieden, beginnt die eigentliche Therapie, die in der Regel einmal die Woche stattfindet. Sie besteht aus vielen Gesprächen, in denen man gemeinsam überlegt, wie es der Zwang geschafft hat, sich so auszubreiten, und wo man gemeinsam ansetzen kann, um das Monster wieder zu vertreiben. Außerdem erklärt der Therapeut Dir, was Du selbst gegen den Zwang tun kannst, und hilft Dir bei der Umsetzung. Genaueres erfährst Du im Kapitel 3, denn da erklären wir Dir diese Maßnahmen.

Deine Eltern werden normalerweise regelmäßig in die Therapie mit einbezogen. Gerade am Anfang braucht der Therapeut von ihnen viele Informationen über Deine Geburt und die Zeit, als Du noch ganz klein warst. Später kann es sein, dass Ihr alle gemeinsam überlegt, wie Deine Eltern zu Hause bei der Umsetzung der Übungen helfen können und welches Verhalten Deiner Eltern nicht so hilfreich ist. Bei älteren Jugendlichen werden die Eltern nicht immer so stark in die Behandlung einbezogen. Das würdest Du dann aber mit Deinem Therapeuten besprechen.

Eine Therapie im Krankenhaus – entweder nur tagsüber in einer Tagesklinik oder mit Übernachtung – ist sinnvoll, wenn eine Therapie einmal die Woche nicht ausreicht. Das kann zum Beispiel der Fall sein, wenn das Zwangsmonster sich schon sehr weit ausgebreitet hat oder schon lange bei Dir wohnt. Das kann aber auch der Fall sein, wenn Du noch weitere seelische Erkrankungen oder noch andere größere Probleme hast, Dich zum Beispiel oft einsam fühlst und große Schwierigkeiten hast, Freunde zu finden. Manchmal gibt es aufgrund der Zwangserkrankung zu Hause viel Streit und schlechte Stimmung, sodass es für alle Familienmitglieder gut ist, wenn man mal Abstand voneinander bekommt. Dann ist eine Therapie im Krankenhaus, am besten mit Übernachten, ebenfalls sinnvoll.

Liebe Eltern,

wenn Sie den Eindruck haben, dass Ihr Kind eine stationäre oder tagesklinische Behandlung benötigt, so können Sie dies mit Ihrem Kinderarzt oder dem ambulanten Psychotherapeuten besprechen. Da diese Ihr Kind gut kennen, können Sie Ihnen bei der Entscheidungsfindung helfen und oft auch empfehlenswerte Kliniken in Ihrer Wohnortnähe nennen. Informationen über auf Zwangsstörungen spezialisierte Kliniken finden Sie auch über www.zwaenge.de bzw. www.zwaenge.at und www.zwaenge.ch. Wenn Sie wissen möchten, wie Sie einen solchen Behandlungsplatz bekommen, informieren Sie sich am besten über das Internet oder rufen in der Klinik an. Auch wenn es dauern kann, bis ein Platz frei ist für Ihr Kind, so lohnt sich unserer Erfahrung nach das Warten, weil viele Kinder und Jugendliche von einem spezialisierten Angebot besser profitieren.

In der Klinik geht es am Anfang um die Eingewöhnung auf Station und das Kennenlernen des Teams. Nach und nach lernst Du die anderen Kinder und Jugendlichen kennen, Deine Therapeuten, die für Dich zuständig sind, die Erzieher und Pflegekräfte sowie alle anderen, die auch noch für Deine Behandlung wichtig sind. Ähnlich wie in der ambulanten Therapie führt Deine Therapeutin oder Dein Therapeut zunächst Gespräche mit Dir, um

Dich besser kennenzulernen. Außerdem wirst Du körperlich durchgecheckt, damit man keine anderen Erkrankungen übersieht, die auch noch wichtig sind. Dann wird gemeinsam überlegt, welche Angebote neben der Verhaltenstherapie hilfreich für Dich sind. Das kann zum Beispiel Gruppentherapie, Musiktherapie oder Sport sein. Diese Angebote können sich von Klinik zu Klinik unterscheiden. Kinder und Jugendliche, die noch zur Schule gehen, besuchen außerdem für ein paar Stunden am Tag die Klinikschule.

Deine Eltern werden ca. einmal pro Woche zu einem Gespräch mit dem Therapeuten eingeladen, um zu besprechen, wie sie Dich beim Kampf gegen das Zwangsmonster unterstützen können. In vielen Familien gibt es noch zusätzliche Probleme, die mithilfe des Therapeuten in Familiensitzungen bearbeitet werden. Manchmal sind die Probleme so groß, dass auch noch andere Helfer hinzugezogen werden, um die Familien im Alltag zu entlasten. Wie, das wird in gemeinsamen Sitzungen überlegt und gegebenenfalls von der Sozialpädagogin der Klinik in die Wege geleitet.

Ein Klinikaufenthalt ist außerdem eine gute Möglichkeit, um zu überprüfen, ob Dir vielleicht auch Medikamente helfen, denn hier können die Ärzte direkt die Wirkung beobachten und eventuelle Probleme gleich besprechen.

Meist dauert so ein Klinikaufenthalt mehrere Wochen oder Monate. Am Wochenende darf man meistens nach Hause, und in der Woche gibt es täglich Besuchszeiten, sodass Du Kontakt zu Deiner Familie und Deinen Freunden halten kannst. Dein Therapeut wird versuchen, mit Genehmigung Deiner Eltern mit Deiner Klassenlehrerin zu sprechen, und gegen Ende des Aufenthalts darfst Du schon wieder in Deine Schule gehen. Wenn Dein Zwang sich vor allem zu Hause zeigt, kann es sein, dass der Therapeut mit Dir auch Übungen zu Hause durchführt.

Fast immer wird das Zwangsmonster während des Klinikaufenthalts kleiner und schwächer, geht aber nicht ganz weg. Veränderungen brauchen Zeit, und darum ist es gut, weiter zu einer Therapeutin zu gehen, wenn man wieder zu Hause ist. Diese hilft einem dann, das, was man in der Klinik gelernt hat, zu Hause weiter zu üben. Das ist wie mit einem Sprachkurs in England. Hinterher kann man zwar sehr viel besser Englisch als vorher, aber um die Sprache richtig gut zu beherrschen, muss man dranbleiben.

Wenn die Zwänge so stark sind, dass man zunächst gar nicht in der Lage ist, eine Verhaltenstherapie zu machen; wenn jemand sehr traurig ist und ihm die Kraft zum Kampf gegen die Zwänge fehlt; wenn jemand noch weitere seelische Erkrankungen hat oder wenn jemand schon mal eine Verhaltenstherapie gemacht hat, die nicht so gut geholfen hat, gibt es Medikamente, die helfen können, das Zwangsmonster zu vertreiben. Wie das? Du erinnerst Dich vielleicht, dass im Gehirn verschiedene Botenstoffe dafür sorgen, dass die Nachrichten an die richtigen Stellen im Gehirn kommen. Von einem der Botenstoffe, er heißt Serotonin, ist bei Zwangskranken in bestimmten Bereichen des Gehirns zu wenig vorhanden. Die Medikamente, die gegen Zwänge helfen, sorgen dafür, dass im Gehirn wieder mehr Serotonin ist und die Nachrichtenübermittlung wieder besser funktioniert.

Damit die Medikamente gut wirken können, muss man sie jeden Tag einnehmen, also nicht wie eine Kopfschmerztablette, die man nur bei Schmerzen nimmt und sonst nicht. Außerdem brauchen die Medikamente Zeit, bis sie gegen die Zwänge wirken. Das kann acht bis zehn Wochen dauern. Du musst also Geduld mitbringen, damit das Medikament eine Chance hat. In den ersten Tagen kann es sein, dass das Medikament sich anders bemerkbar macht, dass Dir z. B. etwas übel wird. Das muss aber nicht bei jedem so sein und geht meist nach ein paar Tagen wieder weg.

Auch wenn die Medikamente gegen den Zwang helfen, sollte man sich nicht allein auf sie verlassen. Es ist am besten, die Einnahme von Medikamenten mit einer Verhaltenstherapie zu verbinden. Medikamente allein vertreiben die Zwangsmonster meistens nicht, sondern schwächen sie nur. Die Verhaltenstherapie gibt Dir das Handwerkszeug, das Dir hilft, selbst etwas gegen das Monster zu tun und es dauerhaft zu vertreiben.

Liebe Eltern,

nicht nur bei Erwachsenen, auch bei Kindern und Jugendlichen haben sich bestimmte Medikamente zur Behandlung von Zwangserkrankungen bewährt. Man nennt sie Selektive Serotonin-Wiederaufnahme-Hemmer (abgekürzt SSRI, aus dem Englischen: selective serotonin reuptake inhibitor). Diese

Medikamente helfen, die Verfügbarkeit des Botenstoffs Serotonin im Gehirn zu erhöhen, die bei Zwangserkrankungen zu niedrig ist.
Innerhalb der Gruppe der SSRIs gibt es unterschiedliche Wirkstoffe. Für Kinder zugelassen sind z. B. Sertralin (ab dem 6. Lebensjahr) und Fluvoxamin (ab dem 8. Lebensjahr; Wewetzer & Wewetzer 2012). Je nach Firma werden die Wirkstoffe unter verschiedenen Handelsnamen in der Apotheke verkauft, z. B. Fevarin® oder Zoloft®. Es gibt auch noch weitere Medikamente aus der Gruppe der SSRIs, die bei Kindern und Jugendlichen helfen können. Ein anderer bewährter Wirkstoff ist das Clomipramin (Handelsname: Anafranil®). Es wirkt wie die anderen Medikamente auf die Wiederaufnahme des Botenstoffs Serotonin, zusätzlich aber auch auf Wiederaufnahme anderer Botenstoffe. Dieses Medikament ist offiziell nicht für die Behandlung von Zwängen bei Kindern und Jugendlichen zugelassen, darf aber in Absprache mit den Eltern als sogenanntes »Off-Label-Use-Medikament« verschrieben werden.
Für die Beratung über Medikamente und deren Verschreibung braucht Ihr Kind einen Arzt. Wenn Sie noch gar keine Ärztin oder Arzt haben, dann suchen Sie am besten einen Facharzt für Kinder- und Jugendpsychiatrie und -psychotherapie auf. Er ist aus unserer Sicht der beste Ansprechpartner, weil er entsprechend spezialisiert ist. Wenn Sie schon einen Kinderarzt haben, der sich mit seelischen Problemen gut auskennt, dann können Sie natürlich auch diesen fragen.

2.4 Noch mal das Wichtigste

Die wirksamste Therapie bei Zwangserkrankungen ist die Verhaltenstherapie. Diese kann man ambulant machen, indem man einmal die Woche zu einem Therapeuten geht. Wichtig bei der Auswahl ist, dass man sich wohlfühlt bei dem Therapeuten, dass also »die Chemie stimmt« und er sich mit Verhaltenstherapie und Zwängen gut auskennt. Außerdem gibt es wirksame Medikamente gegen den Zwang, die man aber am besten mit einer Verhaltenstherapie kombiniert. Wenn man mehr Hilfe braucht, so gibt es Kliniken, die sich auf die Behandlung von Zwangserkrankungen spezialisiert haben.

Man kann eine ganze Menge dafür tun, dass ein Zwangsmonster nicht mehr so viel Macht über einen selbst und die Familie hat und irgendwann sogar sagt: »Das ist mir zu blöd hier. Hier habe ich ja gar nichts mehr zu sagen. Ich ziehe aus!« Genau darum soll es in diesem Kapitel gehen: Was Du tun kannst, damit das Zwangsmonster nicht mehr so viel Raum einnimmt und irgendwann ganz verschwindet!

Es gibt mehrere Herangehensweisen. Erstens kannst Du die Vertreibung mit wirksamen Methoden direkt angehen. Zweitens kannst Du zusätzlich in wichtigen Lebensbereichen etwas verändern, die mit dem Zwang zu tun haben, und es dem Zwangsmonster auf diese Weise ungemütlich machen. Man könnte auch sagen, Du sorgst dafür, dass Du die Versprechen des Zwangsmonster nicht mehr brauchst, sondern Dir selbst helfen kannst.

Wenn man ein Zwangsmonster vertreiben möchte, sollte man es zuerst einmal besser kennenlernen. Wie, das beschreiben wir im ersten Teil dieses Kapitels. Danach erklären wir die wichtigsten Methoden zur Vertreibung der Zwänge. Damit sind die entscheidenden Vorbereitungen getroffen und es kann losgehen. Wir beschreiben Schritt für Schritt, wie man den Zwang vertreiben kann. Du weißt ja, der Zwang sucht sich oft die Schwachstellen von Menschen aus, um sie besser herumkommandieren zu können. Wenn man an diesen Schwachstellen arbeitet, so hat man bessere Aussichten auf Erfolg. Zum Schluss fassen wir wie immer das Wichtigste zusammen.

Alles, was Du im Folgenden liest, kannst Du problemlos selbst anwenden. Es macht einige Arbeit, aber es lohnt sich, wenn man sein eigener Therapeut wird. Wenn Du Unterstützung brauchst, such Dir dafür einen Menschen, dem Du vertraust. Meistens sind das die Eltern, manchmal ein älteres Geschwisterkind oder jemand aus der Verwandtschaft. Andere können Dich im Kampf gegen das Zwangsmonster unterstützen. Wie, besprechen wir ausführlich im nächsten Kapitel; in diesem Kapitel geht es vor allem um Dich. Wenn Du Dich entscheidest, etwas gegen die Zwänge zu unternehmen, so ist es eine gute Vorbereitung, wenn Du die Arbeitsblätter aus dem ersten Kapitel ausgefüllt hast.

Das, was Du hier lernst, kannst Du auch gut gebrauchen, wenn Du eine Therapie machen willst. Dann muss der Therapeut nicht so viel erklären und Du kannst noch besser mitarbeiten, weil Du genau weißt, worauf es ankommt.

Wir empfehlen Dir, das Kapitel mindestens zweimal zu lesen. Der erste Durchgang ist dafür da, dass Du einen Überblick gewinnst und verstehst, wie Du die vorgestellten Methoden einsetzen kannst. Erst im zweiten Durchgang ist es sinnvoll, die Arbeitsblätter zu bearbeiten. Damit Du siehst, wie so ein ausgefülltes Arbeitsblatt aussehen kann, haben wir Leonie gefragt, ob wir ihre Arbeitsbögen zeigen dürfen.

3.1 Den Zwang besser kennenlernen

Wer sein Zwangsmonster vertreiben möchte, sollte es zuerst einmal beobachten, um es besser kennenzulernen. Wann kommt das Monster? Wo tritt es auf, was ruft es auf den Plan? Wann kann es Dich besonders gut herumkommandieren? Wie schafft es das? Und genauso wichtig: Wann lässt es Dich in Ruhe? Wann zieht es sich zurück? Was mag es gar nicht gerne? Wenn Du dem Monster auf die Spur kommst, kannst Du besser herausfinden, wie Du es vertreiben kannst. Dafür ist es hilfreich, ein Zwangstagebuch zu führen. Auf der nächsten Seite kannst du sehen, wie Leonie es gemacht hat.

Gehen wir das Tagebuch von Leonie einmal genauer durch: In der ersten Spalte (»Wann und wo kommt der Zwang?«) hat Leonie immer aufgeschrieben, wann und wo ihr Zwangsmonster auftritt. Wenn sie ihr Tagebuch eine Weile führt, versteht sie besser, was das Zwangsmonster auf den Plan ruft. Sie lernt also die Auslöser für das Auftreten ihres Zwangsmonsters kennen. Leonie erkennt nach einiger Zeit, dass das Monster vor allem auftaucht, wenn sie von draußen, z. B. aus der Schule, nach Hause kommt und die Gefahr besteht, dass sie Salmonellen mit nach Hause bringt.

In der zweiten Spalte (»Zwangsgedanke«) hat sie aufgeschrieben, was das Zwangsmonster sagt, damit sie Angst bekommt. Das Zwangsmonster ist schlau und bezieht sich auf die Dinge, die Leonie in der ersten Spalte aufgeschrieben hat.

Wann und wo kommt der Zwang?	Behauptung des Zwangsmonsters	Wie hoch ist die *Angst, Anspannung* (0 = gar nicht, 10 = ex
Montag, 7.20 Uhr, Frühstück zu Hause	*Wasch den Apfel lieber noch mal, wenn Du ihn später essen möchtest. Salmonellen können auch an Obst dran sein.*	4
7.40 Uhr am Bus	*Bloß nicht den Knopf zum Türöffnen drücken, den haben so viele Leute mit ihren drecki-gen Händen angefasst! Die haben bestimmt Salmonellen an den Händen gehabt.*	6
9.45 Uhr, 1. Pause, Verena verteilt Geburtstagskuchen	*Iss das lieber nicht, wer weiß, ob sich der Bäcker die Hände gründlich gewaschen hat.*	7
9.45 Uhr, 1. Pause, Verena verteilt Gummibärentüten	*Wer weiß, wer alles mit dreckigen Händen in die Tüte gefasst hat.*	6
12.30 Uhr nach der Sportstunde	*Wasch Dir ordentlich die Hände, Du hast beim Sport die Geräte angefasst, die die anderen mit ihren schwitzigen Händenangefasst haben. Da sind überall Bakterien und damit vielleicht auch Salmonellen drauf.*	7
13.50 Uhr, Heimweg von der Schule, am Bus	*Bloß nicht den Knopf zum Türöffnen drücken, den haben so viele Leute mit ihren dreckigen Händen angefasst! Da könnten Salmonellen dran sein.*	6
14.30 Uhr, zu Hause ankommen	*Geh Dich gründlich waschen und wechsle die Kleidung, sonst steckst Du noch deine Familie mit den Salmonellen aus der Schule an! Deine Mutter ist schon geschwächt durch ihre Erkältung.*	10
15.30 Uhr, Hausauf-gaben	*Wisch die Hefte ab, die lagen in der Schule auf dem Tisch, wo die Salmonellen rumfliegen.*	7
16.45 Uhr, nach den Hausaufgaben, Schultasche wieder eingepack	*Wasch Dir ordentlich die Hände, nachdem Du die dreckigen Schulsachen angefasst hast.*	5
18.00 Uhr, Abendessen	*Wasch Dir ordentlich die Hände, bevor Du isst.*	6
19.00 Uhr, vor dem Fernseher	*Leg eine Decke auf das Sofa, ehe Du Dich dort hinsetzt, wo andere saßen.*	6
21.00 Uhr, vor dem Schlafengehen	*Dusch Dich gründlich und zieh Dir einen neuen Schlafanzug an, ehe Du Dich ins Bett legst.*	8

Was tust Du? (Zwangshandlung)	Was übernehmen andere?	Was vermeidest Du?
Apfel gründlich und lange mit heißem Wasser und Seife waschen, danach noch mal abspülen.	*Meine Mutter sagt, jetzt ist er sauber.*	
	Warten, bis jemand anderes den Knopf drückt.	
		Kuchen essen.
Ausrede, warum ich die Gummibären nicht esse.		
Händewaschritual: jeden Finger einzeln mit Seife waschen, das Ganze dreimal wiederholen.		
	Warten, bis jemand anderes den Knopf drückt.	
Duschritual: dreimal einseifen, dreimal abduschen, drei verschiedene Handtücher zum Abtrocknen.	*Mama hat mir die Handtücher angereicht und saubere Kleidung gebracht.*	
Schulhefte mit feuchtem Tuch abgewischt.		
Händewasch-Ritual		
Händewasch-Ritual		
		Decke auf dem Sofa ausgebreitet.
Duschritual (s. o.)	*Meine Mutter hat mir saubere Handtücher und einen sauberen Schlafanzug gereicht.*	

Leonie macht es z. B. Angst, dass am Apfel Salmonellen dran sein könnten. Oder als ihr eine Klassenkameradin Kuchen anbietet, weckt das Zwangsmonster Zweifel, ob der Bäcker sich überhaupt die Hände gewaschen hat. Das Zwangsmonster sagt sich: »Wenn ich meine Sätze genau auf ihre Situation beziehe, dann kann ich Leonie besser überzeugen!« Und recht hat es damit. Die Auslöser in Spalte 1 zusammen mit den Sätzen des Zwangsmonsters erzeugen unangenehme Gefühle. Bei Leonie sind es Angst und Anspannung. Wie hoch diese in der jeweiligen Situation sind, beschreibt Leonie mithilfe der Zwangsleiter.

Die Zwangsleiter

Mit der Zwangsleiter kannst Du beschreiben, wie stark Angst, Anspannung, Ekel oder andere schlechte Gefühle sind, die das Zwangsmonster bei Dir bewirkt. Je höher die Stufe, desto schlimmer die Angst (oder Anspannung, Ekel, andere schlechte Gefühle). Die höchste Stufe ist 10 und bedeutet ganz schlimme Angst (oder Anspannung, Ekel, andere schlechte Gefühle). Stufe 10 bedeutet auch, dass man auf dieser Stufe dem Zwangsmonster am schlechtesten widerstehen kann. Stufe 0 bedeutet keine Angst (oder Anspannung, Ekel, andere schlechte Gefühle).

Den Wert auf der Zwangsleiter trägt Leonie in die dritte Spalte ein (»Wie hoch ist die Angst bzw. die Anspannung?«). Du kannst erkennen, dass es am schlimmsten für sie ist, wenn sie von draußen nach Hause kommt und wenn sie abends ins Bett geht. Nicht so schlimm ist dagegen die Situation mit dem Apfel, den sie mit in die Schule nehmen möchte.

In der vierten Spalte (»Was tust Du?«) hat Leonie aufgeschrieben, welche Zwangshandlungen sie gemacht hat, damit ihre Angst wieder weggeht. Ihr seht, sie wäscht ganz viel. Manchmal hat das Zwangsmonster es geschafft, andere mit einzuspannen. Das hat Leonie in Spalte 5 notiert (»Was übernehmen andere?«). Ihre Mutter hilft Leonie am häufigsten, sie reicht ihr z. B. nach dem Duschen die sauberen Handtücher und Wäsche an oder sagt ihr, dass der Apfel jetzt sauber genug sei. Manchmal geht Leonie auch den Auslösern aus dem Weg (Spalte 6), zum Beispiel, als sie Verenas Kuchen und Gummibärchen nicht isst.

Bei der genaueren Beschäftigung mit ihrem Zwangsmonster ist Leonie aufgefallen, dass sie im Alltag den Auslösern von Zwangshandlungen manchmal komplett aus dem Weg geht. Dieses Vermeidungsverhalten zeigt, dass das Zwangsmonster auch auf diese Weise Macht über Leonie hat. Daher muss man hier ebenfalls ansetzen und Vermeidungsverhalten abbauen. Als Vorbereitung schreibt Leonie auf, was sie insgesamt alles vermeidet in der Hoffnung, dass das Zwangsmonster sie dann in Ruhe lässt. So geht sie z. B. in der Schule nur im Notfall auf die Toilette, da ihre Angst dort so groß ist, dass sie lange Waschrituale durchführen muss und dann zu spät in den Unterricht kommt. Außerdem isst sie keine Lebensmittel, von denen sie nicht genau weiß, wer sie angefasst hat und ob sie gründlich gewaschen sind. Durch die Vermeidung dieser Situationen, d. h. dieser Auslöser, kann sie das Zwangsmonster besser auf Abstand halten und dadurch den Alltag besser bewältigen.

Leonies Arbeitsblatt 3 – 2 Der Vermeidung auf der Spur

Wann und wo vermeidest Du?	Was vermeidest Du?
Schule	*Toilette benutzen, Essen von anderen annehmen, Schulkantine, Türklinken anfassen*
In der Öffentlichkeit	*Essen verzehren, das weder meine Mutter noch ich zubereitet haben, Türklinken, Griffe usw. anfassen, Toilettenbesuche*
Kino	*Kinobesuche generell*
Im Bus	*Haltegriffe anfassen, Türöffner drücken, hinsetzen*
Bei Freunden	*Toilettenbenutzung, essen*

So, nun bist Du an der Reihe. Hast Du Lust, zum Zwangsforscher zu werden? Dann beobachte und notiere Deine Beobachtungen in Deinem persönlichen Zwangstagebuch (AB 3 – 1) so wie Leonie. Schreib auch Dein Vermeidungsverhalten auf, entweder in Dein Zwangstagebuch (letzte Spalte »Was vermeidest Du?«), wenn es zusammen mit Zwängen in einer bestimmten Situation auftaucht, oder in Arbeitsblatt 3 – 2, wenn es ohne Zwänge auftaucht.

Bevor Du anfängst, noch ein paar Hinweise:

Wann schreibe ich das alles auf? → Am besten füllst Du das Zwangstagebuch und das Vermeidungsblatt so bald wie möglich aus, nachdem Du die Anweisungen des Zwangsmonsters ausgeführt hast. Je früher Du Deine Beobachtungen aufschreibst, desto frischer ist alles noch im Gedächtnis und desto genauer sind die Informationen. Und je genauer die Informationen, desto besser kannst Du Deinen Plan gegen den Zwang erstellen.

Wie lange und wie oft soll ich denn so ein Zwangstagebuch führen? → Allgemein gesagt: Je länger Du ein Zwangstagebuch führst, desto genauer lernst Du Dein Monster kennen, was es mag und was es gar nicht mag. Für das Vermeidungsblatt gilt das Gleiche.

Leonie hat ihr Tagebuch eine Woche geführt. Das hatte den Vorteil, dass Schultage und freie Tage darin vorkamen. Ihr Zwangsmonster mag Wochenenden weniger gern, weil es in der Schule mehr gibt, womit es Leonie Angst machen kann. Das Führen des Tagebuchs war für Leonie gut machbar, weil ihr Monster sich nicht dauernd bemerkbar macht. Ben dagegen hat sich entschieden, eine Woche lang jeden Tag über zwei Stunden Protokoll zu führen, weil sein Zwang so oft auftritt, dass er es gar nicht schaffen würde, für ganze Tage alles aufzuschreiben.

Schau mal, was bei Dir machbar ist. Du solltest möglichst viele Informationen über den Zwang sammeln, aber das Schreiben sollte natürlich noch Zeit für andere Dinge lassen.

Mit welchem Zwang fange ich an? → Wenn Du mehrere Zwänge hast, überleg Dir, mit welchem Zwang Du anfangen möchtest. Bei den meisten Menschen, die mehrere Zwänge haben, gibt es einen Zwang, der sie am stärksten belastet oder einschränkt. In der Regel ist es gut, mit diesem anzufangen.

Du weißt ja schon, leere Arbeitsblätter und auch einen Bogen für Dein Zwangstagebuch findest Du im Anhang und im Internet unter www.psychiatrie-verlag.de/product/dem-zwang-die-rote-karte-zeigen

Wenn Du Hilfe brauchst, so frag Deine Eltern oder eine andere Person, der Du vertraust, ob sie mit Dir zusammen die Arbeitsblätter ausfüllen.

Es gibt verschiedene Methoden, mit deren Hilfe man das Zwangsmonster vertreiben kann. Die wichtigste ist die Exposition, das bedeutet, dass man sich der Situation stellt, vor der man sich fürchtet. Eine andere wichtige Methode sind Gegen-Sätze, die man dem Zwangsmonster entgegenhalten kann (siehe Fricke 2016).

Exposition

Bei dieser Methode stellt man sich seinen unangenehmen Gefühlen, indem man sich mit den Auslösern konfrontiert und dabei die Zwangshandlung weglässt. Deshalb nennen viele Leute diese Methode auch Konfrontation. Dabei kommen zwar die schlimmen Gedanken, Gefühle und Körperreaktionen, diese werden aber mit der Zeit weniger. Die Erfahrung, dass das klappt, hast Du in anderen Bereichen sicher schon tausendmal gemacht.

Leonie war zum Beispiel sehr ängstlich, als sie das erste Mal auf dem Drei-Meter-Brett (= Auslöser) stand. Sie war aufgeregt, hatte Herzklopfen und zögerte lange, ehe sie sprang. Unten angekommen, war sie sehr stolz auf sich. Danach sprang sie immer wieder vom Drei-Meter-Brett. Mit der Zeit war sie gar nicht mehr so aufgeregt und empfand das Sprungbrett auch nicht mehr als so hoch. Am Ende der Sommerferien war sie fast täglich im Freibad gewesen und vom Drei-Meter-Brett gesprungen. Sie hatte gar keine Angst mehr und traute sich sogar, einen Köpper zu machen.

Zum besseren Verständnis der Expositionsmethode erzählen Frau Lakatos und Herr Reinecker (2017, S. 64) in ihrem Buch für Therapeuten folgenden Witz: »Ein Mann sitzt in der Straßenbahn und schnippt mit den Fingern. Schließlich werden die anderen Fahrgäste darauf aufmerksam, und die Dame nebenan fragt: ›Sagen Sie mal, warum schnippen Sie denn immer mit den Fingern?‹ Darauf sagt der Mann: ›Das mache ich, damit es keine Elefanten regnet.‹ ›Aber es regnet doch gar keine Elefanten!‹, entgegnet die Dame. ›Sehen Sie!‹, freut sich der Mann.

Mit jedem Schnippen denkt der Mann also: »Wie gut, dass ich mit den Fingern geschnippt habe, sonst hätte es Elefanten geregnet, und das wäre ja sehr gefährlich!« Dass es keine Elefanten regnet, bestätigt den Mann in der falschen Überzeugung, dass das Schnippen gut und richtig ist. So kann er nicht erkennen, was Du schon weißt: Es regnet auch ohne Schnippen keine Elefanten!

Jetzt übertragen wir das Ganze auf Zwangserkrankungen. Wir tun mal so, als hätte der Mann einen »Schnipp-Zwang«. Was würdest Du ihm raten, was er tun kann, um den »Schnipp-Zwang« loszuwerden? Er müsste sich in die Straßenbahn setzen und versuchen, die ängstlichen Gedanken auszuhalten, die ihn plagen. Auch wenn er die ganze Zeit denkt: »Hilfe, es wird Elefanten regnen! Die werden auf mich fallen und mich platt machen, die ganze Bahn wird aus den Gleisen springen!«, dürfte er nicht schnippen. Er muss sich also – allgemein gesprochen – den Auslösern stellen. In unserem Beispiel muss er sich in die Straßenbahn setzen. Dann wird er Angst bekommen und sich vermutlich sehr angespannt fühlen, vielleicht würde er auf seiner Zwangsleiter den Wert 8 aufschreiben. Trotzdem darf er nicht aussteigen (das wäre Vermeidung), sondern muss weiterfahren, ohne mit den Fingern zu schnippen. Nur so kann er feststellen, dass es auch ohne Fingerschnippen keine Elefanten regnet. Je länger er fährt, desto ruhiger und entspannter wird er mit der Zeit, weil er sich an die Situation gewöhnt und merkt, dass gar nichts passiert. Je öfter er die nächste Zeit mit der Straßenbahn fährt, ohne zu schnippen, desto leichter wird es ihm fallen. Bis er schließlich gar keine Angst mehr hat.

Schauen wir uns mal an, wie Leonie die Expositionsübungen gemeistert hat: Die Angst bei ihrem ersten Sprung vom Drei-Meter-Brett hatte Leonie fast vergessen, erst im Gespräch mit ihrer Mutter erinnerte sie sich an diese Erfahrung. Sie verabredete mit ihr, als erste Expositionsübung etwas zu nehmen, was ihr im Moment schwerfiel, bei dem die Angst aber nicht ganz hochschoss, sondern eher im unteren Bereich lag. Leonie entschied sich, einen Apfel zu essen, den sie nur einmal kurz heiß abgewaschen hatte.

Beim ersten Üben wollte sie ihre Mutter gern dabeihaben. Also nahmen die Mutter und Leonie sich an einem Sonntag ausreichend Zeit, um die Übung durchzuführen. Die Mutter hatte die Aufgabe, darauf zu achten, dass Leonie den Apfel wirklich nur einmal kurz unter heißes Wasser hielt. Außerdem trug sie die Angststärke, die Leonie ihr sagte, in das Übungsprotokoll ein. Das war wichtig, weil Leonie so sehen konnte, wie die Angst mit der Zeit sank.

Kurz bevor Leonie dann in den Apfel beißen wollte, war die Angst bei 4, also höher, als sie vorher angenommen hatte. Das ist manchmal so. Aber schon nach einer Minute sank die Angst auf 3, und wie Du im Protokoll sehen kannst, war die Angst nach zehn Minuten schon bei 2. In den nächsten Tagen wiederholte Leonie ihre Apfel-Übung und machte die Erfahrung, dass sie mit der Zeit immer leichter wurde (wie das Springen vom Drei-Meter-Brett).

Leonies Arbeitsblatt 3–3 **Übungsprotokoll**

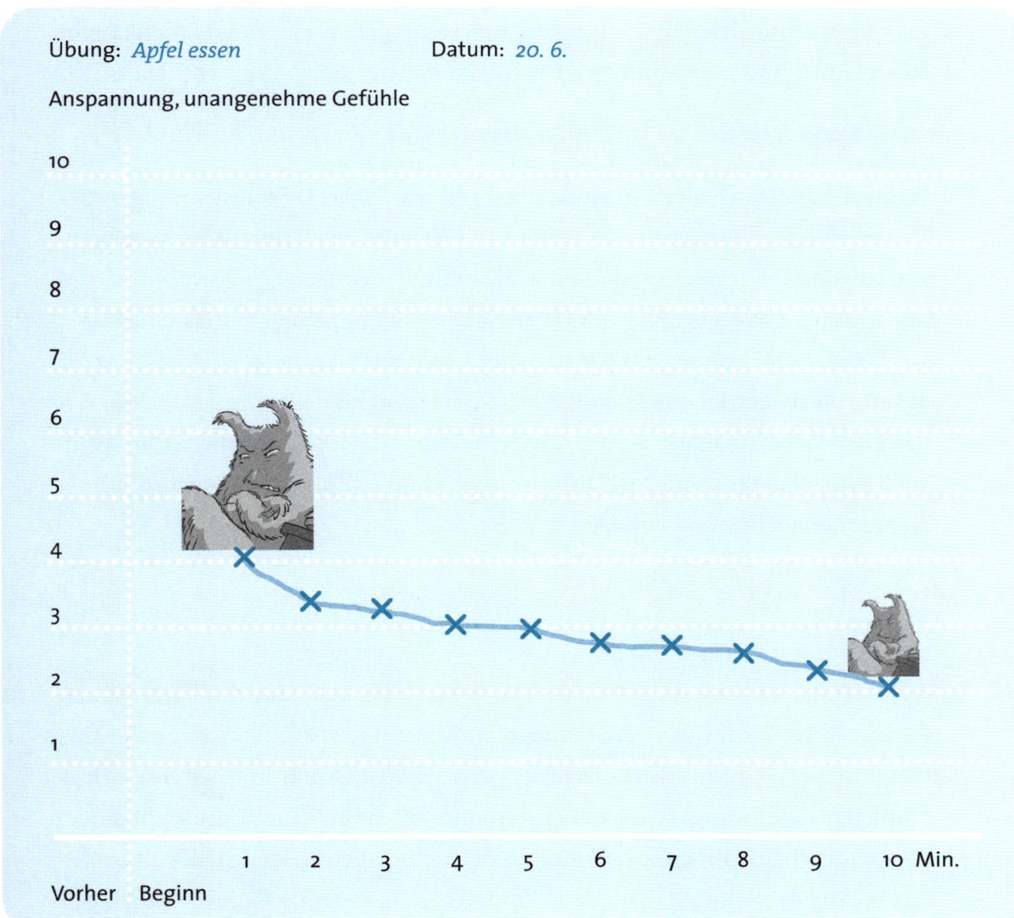

Einen leeren Protokollbogen findest Du im Anhang und im Internet unter www.psychiatrie-verlag.de/product/dem-zwang-die-rote-karte-zeigen

Mit anderen Gefühlen funktioniert es übrigens ähnlich wie mit der Angst. Emma hatte sich sehnlichst ein Meerschweinchen gewünscht. Die Bedingung ihrer Mutter war, dass sie den Käfig selbst sauber macht. Die ersten Male fand sie das ziemlich eklig. Gleichzeitig wollte sie, dass ihr geliebtes Meerschweinchen sich wohlfühlt in seinem Käfig. Also biss sie die Zähne zusammen und überwand ihren Ekel. Nach den ersten Malen war es gar nicht mehr so schlimm und nach einigen Monaten verspürte sie gar keinen Ekel mehr.

Sich erinnern, welche schwierigen Situationen man schon bewältigt hat

Wo hast Du Dich schwierigen Situationen gestellt, die bei Dir Angst, Aufregung, Ekel oder andere unangenehme Gefühle ausgelöst haben? Führ Dir vor Augen, wie schwierig es zu Beginn war und wie Du trotzdem diesen Schwierigkeiten nicht aus dem Weg gegangen bist (= keine Vermeidung), sondern Dich ihnen gestellt hast. Denk einmal ganz genau daran, wie stolz Du warst, als Du merktest, dass Du diese schwierigen Situationen immer besser hinbekommst. Mach Dir noch einmal bewusst, wie gut Du jetzt mit diesen früher so schwierigen Situationen zurechtkommst. Du hast Dich an sie gewöhnt und sie sind keine Auslöser mehr für unangenehme Gefühle.

Liebe Eltern,

die wichtigste und wirksamste Methode zur Verringerung von Zwängen ist die Exposition mit Reaktionsmanagement. Andere sprechen auch von Konfrontation statt Exposition. Exposition oder Konfrontation bedeutet, dass man sich den zwangsauslösenden Situationen stellt. Durch die Exposition werden unangenehme Gedanken und Befürchtungen ausgelöst, der Betroffene hat Angst, ekelt sich oder erlebt andere unangenehme Gefühle. Auch der Körper zeigt typische Stressreaktionen wie Schwitzen, einen erhöhten Puls, eine schnellere Atmung oder ein Engegefühl in der Brust. Statt nun Zwangshandlungen auszuführen, soll der Betroffene seine Zwangshandlungen unterlassen, Gefühle und Körperreaktionen zulassen und sich daran gewöhnen (= Reaktionen managen), bis sie schließlich verschwinden. Neben den

Zwangshandlungen sollen außerdem Vermeidungsverhalten und Zwangsunterstützung durch andere wegfallen (z. B. darf Leonies Mutter nicht sagen, dass der Apfel sauber ist und sie ihn unbesorgt essen kann), sonst kann keine ausreichende Gewöhnung stattfinden.

Man kann die Schwierigkeit der Übungen abstufen, indem man sich z. B. zuerst kleinere Auslöser vornimmt oder indem Sie als Eltern Ihre Unterstützung schrittweise und nicht auf einmal zurückziehen (mehr davon im Kapitel 4). Das hängt davon ab, was Ihr Kind sich zutraut.

Viele Untersuchungen haben gezeigt, dass Expositionsübungen die wichtigste Maßnahme gegen Zwänge sind. Damit die Übungen wirken, muss man sie aber möglichst regelmäßig und möglichst häufig durchführen.

Gegen-Sätze gegen die Behauptungen des Zwanges

Die zweite Methode gegen das Zwangsmonster ist auch sehr wichtig, und zwar aus folgendem Grund: Manchmal scheint es so, als ob das Zwangsmonster erst mal abwartet, ob es dem Betroffenen mit seinem Widerstand wirklich ernst ist. Doch irgendwann, früher oder später, ist es alarmiert und verstärkt die Gegenwehr. Auch bei Leonie war es so. Nach der Übung mit dem Apfel wollte sich Leonie als nächste Übung einfach so aufs Sofa setzen, ohne vorher eine Decke hinzulegen. Da war das Zwangsmonster alarmiert: »Hey, Leonie meint es ja ernst damit, dass sie mich loswerden will. Das kann ich auf gar keinen Fall zulassen! Jetzt muss ich mal gut überlegen, wie ich sie bei ihren Schwachpunkten packe. Die kenne ich ja ganz gut.« Und das Zwangsmonster ließ sich so einiges einfallen, um es Leonie schwer zu machen. Als Leonie sich hinsetzen wollte, da sagte das Monster: »Leg lieber eine Decke hin. Wer weiß, wer da schon alles gesessen hat. Und wer weiß, ob Du nicht doch noch Bakterien an Dir hast. Nachher steckt sich Deine Mutter an, wenn sie sich heute Abend dort hinsetzt.« Das war ziemlich gemein, weil die Mutter Leonie ja immer hilft und Leonie manchmal gar nicht weiß, wie sie ohne ihre Mutter mit den ganzen Zwängen fertig werden soll. Die Vorstellung, dass ihre Mutter krank werden könnte, war also für Leonie besonders schlimm. Außerdem kamen die Tricks des Zwangsmonsters ganz unerwartet, weil die Übung mit dem Apfel so gut geklappt hatte. Leonie bekam Angst und machte, was das

Zwangsmonster von ihr verlangte. Hinterher war sie ganz traurig, dass sie es nicht geschafft hatte, sich ohne Decke auf das Sofa zu setzen. Zum Glück kam ihr Vater gerade von der Arbeit. Als er sah, wie schlecht es Leonie ging, tröstete er sie und machte ihr Mut, dass es das nächste Mal besser klappen würde.

Es kommt oft vor, dass das Zwangsmonster nicht so einfach klein beigibt, sondern versucht, den Betroffenen mit Behauptungen aus dem Konzept zu bringen. Bei Leonie war das Monster beim ersten Mal auch recht erfolgreich mit dieser Taktik, weil sie nicht vorbereitet war. An dieser Stelle helfen als weitere Strategie gegen den Zwang Gegen-Sätze, die den typischen Behauptungen des Zwangsmonsters widersprechen. Gegen-Sätze sind eine Art Einspruch oder Protest gegen die Behauptungen des Zwangsmonsters.

Hier kommt das Arbeitsblatt 1 – 2 aus Kapitel 1 wieder ins Spiel. Vielleicht erinnerst Du Dich, dass die rechte Spalte noch nicht ausgefüllt war. Leonie setzte sich nach diesen Erfahrungen in einer ruhigen Stunde mit ihrer Mutter zusammen. Beide nahmen sich noch mal Arbeitsblatt 1 – 2 »Behauptungen des Zwangsmonsters« vor. Da standen die ganzen Sätze, mit denen das Zwangsmonster Leonie herumkriegt. Sie überlegten sich passende Sätze, die Leonie dagegen sagen wollte, um sich gegen das Zwangsmonster zu wehren.

Leonies Arbeitsblatt 1 – 2 **Behauptungen des Zwangsmonsters**

Behauptung	Welche wirken bei Dir?	Was behauptet Dein Zwangsmonster?	Was sagst Du dagegen?
Übertreibung der Gefahr	☒	*Du kannst Dich immer und überall mit Salmonellen anstecken! Salmonellen sind ganz gefährlich, sogar tödlich.*	*Ich glaub Dir nicht, Du übertreibst ganz gewaltig.*
Gefühle zeigen Gefahr an.	☒	*Wenn Du so eine Angst vor Salmonellen hast, zeigt das doch, wie gefährlich sie sind. Sonst hättest Du ja keine Angst!*	*Das ist Quatsch. Du willst mich nur wieder austricksen.*
Übertreibung der Verantwortung	☒	*Wenn Du Dich nicht wäschst, bist du schuld, wenn Deine Familie an Salmonellen stirbt!*	*Ich glaub Dir nicht. Meine Familie stirbt nicht an Salmonellen. Und ich bin schon gar nicht schuld.*

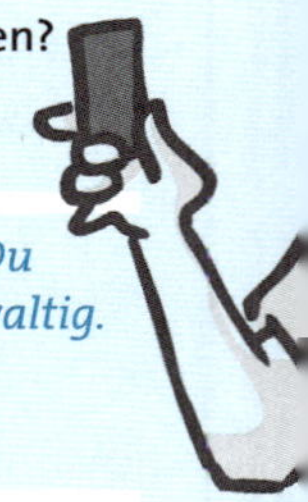

Behauptung	Welche wirken bei Dir?	Was behauptet Dein Zwangsmonster?	Was sagst Du dagegen?
Wer schlechte Gedanken hat, ist ein schlechter Mensch.	☐		
Schlechte Gedanken sind das Gleiche wie schlechte Taten.	☐		
Schlechte Gedanken führen zu schlimmen Ereignissen.	☐		

Damit Leonie ihre Gegen-Sätze immer bei sich hatte, schrieb sie diese auf ein Kärtchen. Wenn sie nun eine Übung machte und ihr Zwangsmonster sich meldete, sagte sich Leonie immer die Sätze von ihrem Kärtchen. Auch außerhalb der Übungen blickte sie immer mal wieder auf ihr Kärtchen und fühlte sich dann stärker.

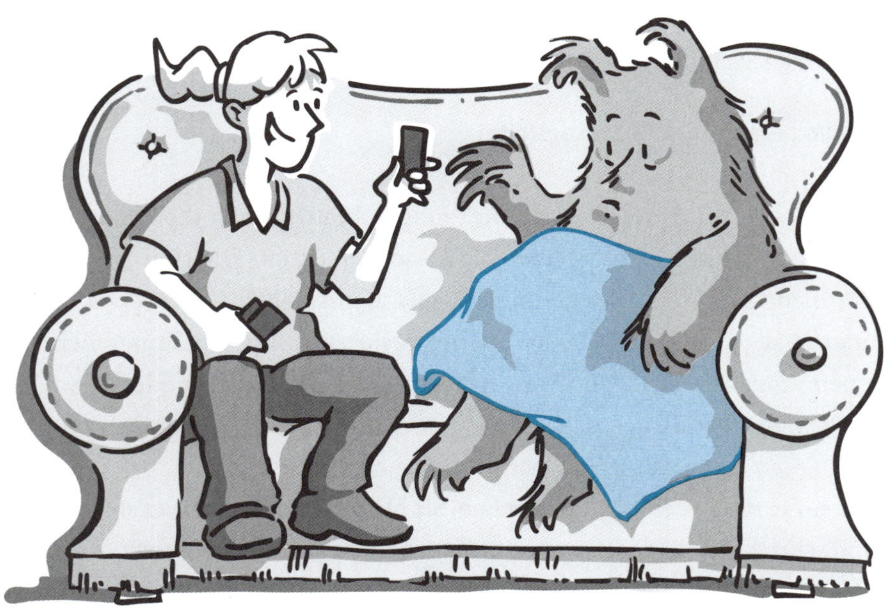

Nun kannst Du Dir Sätze überlegen, die Du dem Zwangsmonster entgegenhalten willst. Nimm Dir dafür noch mal Dein Arbeitsblatt 1 – 2 (»Behauptungen des Zwangsmonsters«) vor. Was kannst Du gegen die Behauptungen sagen? Wenn es Dir schwerfällt, gute Sätze zu finden, so frag Deine Eltern oder andere Menschen. Außenstehenden fällt es meist sehr viel leichter, etwas gegen die Behauptungen des Zwanges einzuwenden. Leonies Idee, die besten Sätze auf ein kleines Kärtchen zu schreiben, finden wir sehr gut. Vielleicht schreibst Du Dir die besten Sätze auch auf ein Kärtchen, das Du mit in die Übungen nehmen kannst. Manche Jugendliche schreiben sich die Sätze lieber in ihr Handy, weil sie es immer dabeihaben. Wähle nicht zu viele Sätze aus, höchstens drei. Dann musst Du nicht lange überlegen und kannst dem Zwang direkt etwas entgegensetzen.

3.3 Schritt für Schritt den Zwang vertreiben

Du hast jetzt schon verschiedene Methoden kennengerlernt, wie Du Dich gegen das Zwangsmonster wehren kannst. In diesem Abschnitt beschreiben wir nun schrittweise, wie Du sie einsetzen kannst, um das Zwangsmonster zu vertreiben. Du kannst einzelne oder auch alle Schritte allein oder gemeinsam mit einem Elternteil oder anderen Menschen machen – wie es für Dich am besten ist! Wenn andere mithelfen wollen, so können sie im nächsten Kapitel zusätzliche Informationen finden. Dann können sie Dich besser unterstützen.

Wo anfangen? Die Zwangsleiter

Zur Vorbereitung der Expositionsübungen braucht man die Zwangsleiter. Auf der Zwangsleiter ordnet man die Auslöse-Situationen an. Die Situationen mit niedrigen Werten stehen unten, solche mit hohen stehen oben. Wozu braucht man so etwas? Du startest am besten mit Auslöse-Situationen, die einen möglichst niedrigen Wert haben. Solche Übungen sind leichter. Und es ist wahrscheinlicher, dass sie klappen. Es ist viel schwerer, weiterzuüben, wenn man einen Misserfolg hatte.

Leonie machte es folgendermaßen: Sie blätterte ihr Zwangstagebuch durch und schrieb alle Auslöser auf kleine Zettel. Dahinter schrieb sie, wie hoch ihre Angst jeweils steigt. Außerdem nahm sie ihr Arbeitsblatt mit den Situationen, die sie vermieden hatte (Arbeitsblatt 3 – 2), und schrieb auch jede Situation wieder auf einzelne Zettel. Dann schätzte sie ein, wie hoch ihre Angst steigen würde, wenn sie die Situation aufsuchen würde. Dann sortierte sie alle Zettel und klebte sie der Reihenfolge nach in ihre Zwangsleiter.

Leonies Arbeitsblatt 3 – 4 Zwangsleiter

Stärke	Auslöser	
		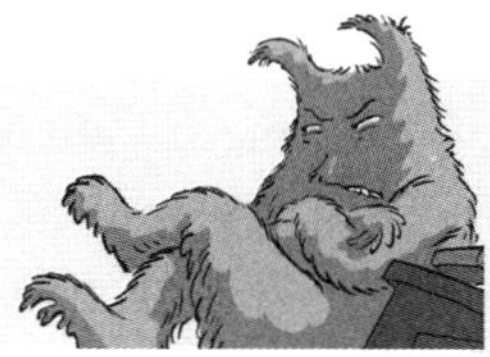
10	*Nach der Schule mit »dreckiger« Kleidung und »dreckigen« Händen die Wohnung betreten.* *Schultoilette benutzen.* *Ins Kino gehen und dort Popcorn essen, nachdem die Sessellehne angefasst wurde.*	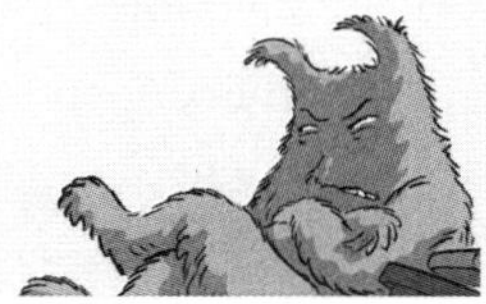
9	*Abends ungeduscht ins Bett legen.* *Ins Kino gehen und Sessellehne anfassen.* *Toilette im Kaufhaus benutzen.*	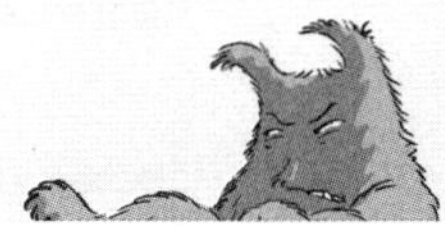
8	*Lebensmittel von anderen essen.* *Auf das Sofa ohne Decke setzen.* *Schulhefte zu Hause auspacken, ohne sie abzuwaschen.*	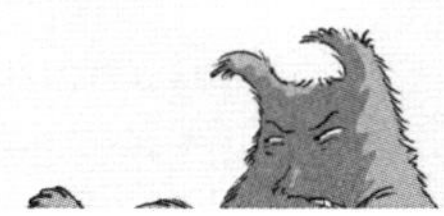
7	*Nach der Sportstunde nicht die Hände waschen.* *Toilette bei meiner Freundin benutzen.* *Bei meiner Freundin essen.*	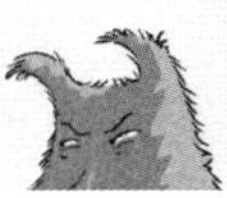
6	*Im Bus den Türöffner drücken.* *Auf das Sofa setzen.* *Zu Hause Abendbrot essen.*	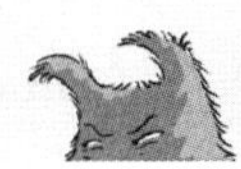
5	*Schulsachen zu Hause wieder wegpacken.* *Schlafanzug vom Vorabend noch mal anziehen.*	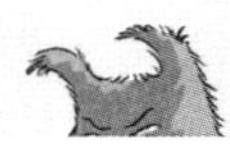
4	*Apfel für die Schule packen.* *Im Bus Haltegriffe anfassen und hinterher Hände waschen.*	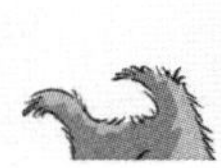
3	*Zu Hause Abendbrot essen und vorher kurz duschen.*	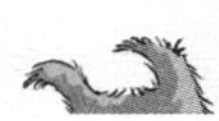
2	*Zu Hause einen Apfel essen, der nur einmal kurz abgewaschen wurde.*	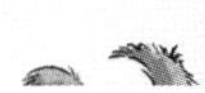
1		

Du siehst, die Situationen, die Leonie schon lange komplett vermeidet, lösen große Angst aus. Das wird bei Dir wahrscheinlich ähnlich sein.

Jetzt kannst Du Deine eigene Zwangsleiter erstellen. Schau Dir Deine Auslöse-Situationen aus Arbeitsblatt 3 – 1 an, auch die Situationen, die Du typischerweise vermeidest aus Arbeitsblatt 3 – 2, und schreibe sie auf kleine Zettel. Sortiere die Zettel nach dem Wert auf der Zwangsleiter. Vielleicht merkst Du dabei, dass der eine Auslöser doch stärker ist als der andere und der ursprünglich aufgeschriebene Wert auf der Zwangsleiter nicht mehr zutrifft. Dann kannst Du ja umsortieren. Wenn Du den Eindruck hast, die Reihenfolge ist stimmig, kannst Du die Auslöser in das Arbeitsblatt 3 – 4 übertragen.

Die Arbeitsblätter findest Du wie gewohnt auch im Anhang und im Internet unter https://www.psychiatrie-verlag.de/product/dem-zwang-die-rote-karte-zeigen

Einen guten Übungsplan erstellen

Nun kannst Du Dich daran machen, einen guten Übungsplan zu erstellen. Such Dir am besten einen ruhigen Platz und nimm Dir etwas Zeit. Als Arbeitsmaterial brauchst Du Bleistift und Radiergummi, außerdem die fertige Zwangsleiter und das Arbeitsblatt 3 – 5 »Mein Übungsplan«.

Womit willst Du anfangen zu üben? Oder mit anderen Worten: Welche Auslöser willst Du Dir zuerst vornehmen? Unser Tipp: Überleg doch mal, in welchem Bereich Du Dich am ehesten trauen würdest, erste Schritte zu unternehmen. Fang am besten mit Übungen an, die auf der Zwangsleiter weiter unten stehen. Das sind leichtere Expositionsübungen als die Übungen, die weiter oben stehen. Wenn die leichteren Übungen dann klappen, kann man sich Schritt für Schritt die schwereren vornehmen. Bei so einem Vorgehen sind die Erfolgsaussichten höher. Du erinnerst Dich, Leonie hatte mit der Apfel-Übung angefangen, weil diese in ihrer Zwangsleiter ganz unten stand. Die Übung konnte sie gut meistern und war stolz auf sich. Das gab ihr dann Zuversicht für die weiteren Übungen. Schauen wir uns noch ein paar Beispiele von anderen Kindern und Jugendlichen an:

Charlotte mit den Kontrollzwängen nahm sich z. B. vor, mittags nur noch dreimal die Mikrowelle zu kontrollieren, statt wie bisher bis zu zehnmal. Das war für sie eine einfache Übung, da sie erstens mittags nicht so große Angst hat wie abends, wenn alle schlafen gehen, und zweitens ist die Mikrowelle für sie nicht so ein schwerer Auslöser wie der Herd. Jan nahm sich vor, seine Biologie-Hausaufgaben mit in die Schule zu nehmen, ohne sie noch einmal auf Fehler zu überprüfen. Er fand die Biologie-Hausaufgaben am leichtesten, weil es kein Hauptfach ist und der Lehrer sie nicht einsammelt. Max übte mithilfe seiner Mutter, seine Bücher auf dem Schreibtisch ein bisschen schief hinzulegen. Das war für ihn leichter auszuhalten, als die Autos nicht mehr genau auf die Regalkante auszurichten. Nils, der religiöse Zwangsgedanken hat, übte zunächst zusammen mit seiner Mutter, auf Fugen zu treten. Dann übte er, ein »t« zu schreiben. An religiöse Symbole wie Kirchen und Kruzifixe traut er sich noch nicht ran.

Es ist durchaus sinnvoll, die Expositionen am Anfang in Begleitung, d. h. mit einer vertrauten Person, durchzuführen. In der Therapie muss man die Übungen am Anfang auch nicht allein machen. Überlege Dir, ob Du Deine Mutter oder Deinen Vater fragen möchtest. Wenn Euer Verhältnis eher schwierig ist, kannst Du auch eine andere Person fragen, der Du vertraust: Tante, Onkel, Freund, Freundin oder Oma. Erkläre Deiner Begleitung vorher den Ablauf genau, am besten gibst Du ihr diesen Text zur Vorbereitung zum Lesen.

Was ist noch wichtig für die Planung? Sorge für gute Bedingungen, besonders am Anfang Deiner Selbsttherapie. Leonie z. B. beschloss, mit ihren ersten Übungen am Sonntag anzufangen, weil sie und ihre Mutter da keine Termine haben und entspannter sind. Fatimas Zwangsmonster ist z. B. abends schwächer als am Tag. Das machte sich Fatima zunutze. Sie hat sich überlegt, ihrem Zwangsmonster abends Auszeiten zu verordnen, in denen sie nicht auf das Zwangsmonster hört. Am Anfang hat sie die Auszeit auf die Zeit nach 20 Uhr gelegt. Nach 20 Uhr hat sie sich vorgenommen, nicht zu machen, was ihr Monster sagt. Als das ganz gut klappte, hat sie diese Zeiten weiter ausgedehnt. Nach zwei Wochen durfte das Zwangsmonster nicht mehr vor 8 Uhr morgens und nicht mehr nach 19 Uhr kommen.

Wann und wie oft willst Du üben? Wir empfehlen: so oft wie möglich, am besten täglich. Dann hast Du schnellere Erfolge (so wie man Englisch besser lernt, wenn man viel und häufig übt).

Wenn Du die Übungen machen willst, dann achte darauf, dass Dich dabei keiner stört. Und plane genügend Zeit ein. Die Übung ist dann zu Ende, wenn die unangenehmen Gedanken, Gefühle und Körperempfindungen deutlich schwächer sind, also wenn die Werte mindestens auf die Hälfte gesunken sind. Manchmal kann das schnell gehen, meistens aber dauert es so seine Zeit. Wir empfehlen, vorsichtshalber erst mal zwei Stunden für die Übung einzuplanen. Wenn Du weniger brauchst, umso besser. Wenn Du mehrere Übungen gemacht hast, kannst Du Deinen Zeitbedarf genauer einschätzen. Wenn Du all das überlegt hast, trage Deine Übungen für eine Woche auf dem Arbeitsblatt 3 – 5 »Mein Übungsplan« ein.

Neben den Übungen, die bei den Auslösern ansetzen, kann man sich auch andere Übungen überlegen, die bei der Vermeidung oder bei der Hilfe von anderen ansetzen. Wenn Dein Zwangsmonster z. B. Deine Eltern mit in seine Kommandos einbezieht, so können sich Deine Eltern Schritt für Schritt aus den Zwangsritualen herausziehen. Vielleicht erinnerst Du Dich, dass in Sebastians Familie viele Themen beim Abendessen nicht mehr angesprochen werden durften, weil er dann große Angst bekam. Als er mit seinen eigenen Übungen schon recht weit war, traute er sich zu, den anderen zu sagen, dass sie beim Essen wieder über alles sprechen können. Bei Ben war nicht die ganze Familie einbezogen, aber seine Eltern mussten ihm bis zu dreißig Mal am Tag versichern, dass nichts Schlimmes passieren wird. Er vereinbarte mit seinen Eltern als erste Übung, dass er nur noch höchstens drei Rückversicherungen pro Frage bekommt. Ab der vierten Nachfrage sollten sie sagen: »Ben, wir haben abgesprochen, dass wir die Frage nicht mehr beantworten.« Als das gut klappte, vereinbarte er zwei Rückversicherungen, dann nur noch eine. Wie Deine Eltern oder Deine Familie sich langsam den Kommandos des Zwangsmonsters entziehen können, solltest Du mit ihnen gemeinsam überlegen (vgl. Kapitel 4).

Belohnungen einbauen

Ein Punkt fehlt noch, der auf Arbeitsblatt 3 – 5 steht: die Belohnung! Belohnungen sind etwas ganz Wichtiges, denn sie helfen einem, den oft nicht so ganz leichten Kampf gegen den Zwang durchzuhalten. Klopf Dir auf die Schulter und sag Dir laut oder leise z. B.: »Ich bin stolz auf mich!«, wenn eine Übung geklappt hat. Selbstlob kann man sich gar nicht oft genug geben, und es wird nie alle. Auch Lob von anderen ist toll.

Neben dieser Art von Belohnung gibt es auch noch andere Belohnungen, z. B. schöne Unternehmungen, Geschenke, etwas Leckeres zu essen, was es nur selten gibt. Leonie hatte mit ihrer Mutter besprochen, dass ihre Mutter einmal die Woche eines ihrer Lieblingsessen kocht, wenn sie jeden Tag ihre Übungen macht. Wenn Leonie zwei Wochen täglich ihren Übungsplan verfolgt, dann macht ihr Vater eine schöne Unternehmung nach Wahl mit ihr. Letztes Mal haben sie einen gemütlichen Filmabend zuhause gemacht, davor hatten sie einen Bootsausflug unternommen. Auch die Schwester macht mit: Wenn Leonie es schafft, in der Schule nach dem Sportunterricht nicht die Hände zu waschen, dann darf sie am Folgetag den schönen blauen Pullover der Schwester tragen, den sie so toll findet und den sie in der Vergangenheit ganz selten mal ausleihen durfte.

Und wenn Leonie drei Monate fleißig übt, dann haben ihre Eltern ihr eine besondere Überraschung versprochen. Sie weiß noch nicht, was es ist, aber es wird etwas sein, was sie sich schon lange wünscht, haben ihre Eltern gesagt. Ein echtes Geschenk, nicht so ein scheinheiliges Versprechen vom Zwangsmonster.

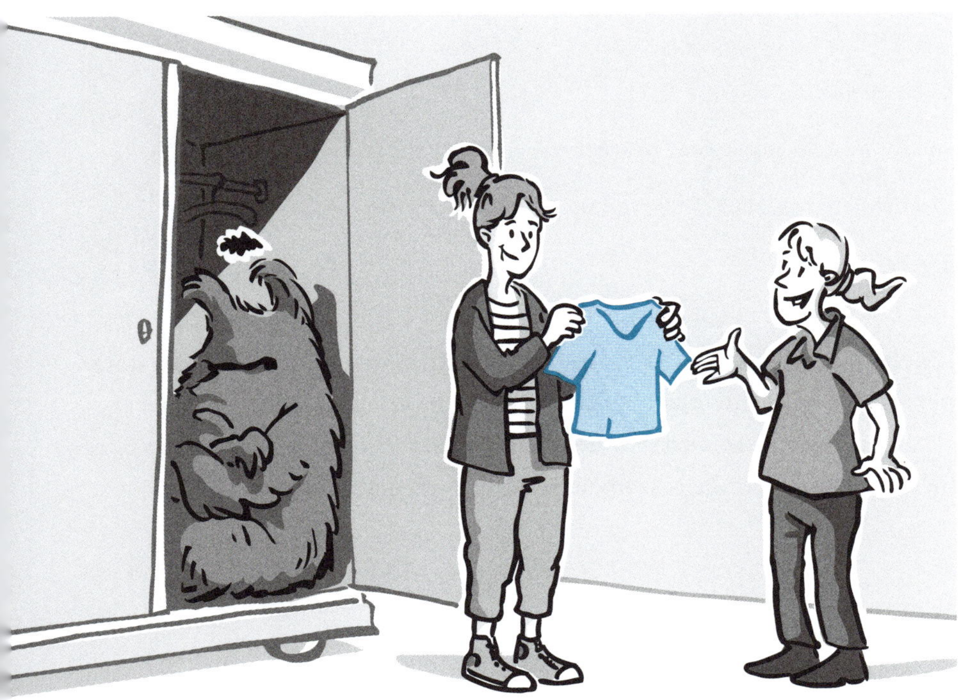

Nun hast Du hoffentlich ein paar Ideen bekommen. Wie möchtest Du Dich denn belohnen? Was können sich Deine Eltern als Belohnung vorstellen? Sprecht miteinander und tragt die Ergebnisse in das Arbeitsblatt 3 – 5 ein.

Leonies Arbeitsblatt 3 – 5 **Übungsplan für die Woche** *vom 14. Bis 20. Juli*

Übung 1 *Einen Apfel nur einmal kurz unter heißem Wasser abwaschen und anschließend essen. Begleitet von Mama.*	Wie oft: *jeden Tag in der Woche*
Übung 2 *Mich abends auf das Sofa setzen, ohne eine Decke drunterzulegen.*	Wie oft: *jeden Abend*
Übung 3 *Jedes Mal, wenn das Zwangsmonster mir einredet, ich hätte Salmonellen an mir, sage ich: »Du lügst. Ich glaube Dir nicht.«*	Wie oft: *jedes Mal*
Sätze gegen den Zwang *Ich glaube Dir nicht, Du übertreibst ganz gewaltig.* *Das ist Quatsch. Du willst mich nur wieder austricksen.* *Meine Familie stirbt nicht an Salmonellen. Und ich bin schon gar nicht schuld.*	
Wie will ich mich belohnen? *Ich lobe mich selber.* *Mama kocht 1 x die Woche eines meiner Lieblingsessen, wenn ich jeden Tag meine Übungen mache.* *Papa unternimmt was Tolles mit mir, wenn ich zwei Wochen meine Übungen mache.*	

Einen leeren Übungsplan findest Du im Anhang und im Internet unter psychiatrie-verlag.de/product/dem-zwang-die-rote-karte-zeigen

So, das waren jetzt wirklich viele Informationen. Damit Du den Überblick behältst, fassen wir die einzelnen Schritte noch mal zusammen:

- Such Dir für den Anfang eine möglichst einfache Situation aus Deiner Zwangsleiter aus. So etwa auf Stufe 2 oder 3. Im Laufe der Zeit kannst Du Dich dann die Leiter hocharbeiten.
- Überleg Dir, ob und wenn ja, bei welchen Übungen Du jemanden zur Unterstützung dabeihaben möchtest. Besprich mit dieser Person den Ablauf der Übung.
- Plane für jede Übung ausreichend Zeit ein und sorge dafür, dass Du die Übung ungestört durchführen kannst.
- Achte darauf, dass Du genügend oft übst, Dich aber auch nicht überforderst.
- Plane schöne Belohnungen nach den Übungen für Dich ein.

Super, jetzt bist Du fertig mit den Vorbereitungen und es kann losgehen!

Der Plan steht, es kann losgehen

Nun kannst Du mit der ersten Expositionsübung starten, die Du auf Deinen Übungsplan geschrieben hast. Vor Beginn der Übung kreuzt Du auf dem Arbeitsblatt 3 – 3 »Übungsprotokoll« an, wie stark bei Dir im Moment die unangenehmen Gedanken, Gefühle und Körperempfindungen sind (von 0 bis 10). (Bei Leonie hast Du schon so ein Protokoll gesehen, vgl. Seite 77).

Nun konfrontiere Dich mit dem Auslöser, den Du Dir vorher ausgesucht hast, und lass Zwangshandlungen und Vermeidungsverhalten weg. Dazu gehören auch unsichtbare Zwangshandlungen, die Du nur in Deinen Gedanken ausführst. Lass auch alle beruhigenden Gedanken weg und bleib mit Deiner ganzen Aufmerksamkeit in der Situation.

Jetzt werden Deine unangenehmen Gedanken, Gefühle und Körperempfindungen sicher erst mal stärker. Schätze ein, wie stark sie sind (von 0 bis 10). Trage den Wert wieder auf dem Arbeitsblatt ein. Lass diese Gedanken, Gefühle und Körperempfindungen zu und beobachte sie.

Wenn Du merkst, dass der Zwang versucht, Dich mit seinen Behauptungen zu verunsichern, dann sag ihm die Sätze, die auf Deinem Kärtchen stehen. Achte aber darauf, dass Du Dich nicht in eine Diskussion verwickeln lässt, sondern bleibe bei Deinen Sätzen. Du kannst sie auch mehrmals sagen.

Schätze ungefähr alle ein bis zwei Minuten wieder die Stärke der unangenehmen Gedanken, Gefühle und Körperempfindungen ein. Dabei wirst Du merken, dass sie mit der Zeit weniger werden. Die Übung ist dann zu Ende, wenn die unangenehmen Gefühle etwa um die Hälfte gesunken sind. Am Ende klopf Dir auf die Schulter! Du kannst sehr stolz sein, dass Du diese Übung gemacht und durchgehalten hast!

Üben, sich den Zwangsauslösern zu stellen

- **Stell Dich dem Auslöser, ohne die Zwangshandlungen auszuführen. Du sollst auch nicht in Gedanken vermeiden, das heißt, bleib mit Deiner ganzen Aufmerksamkeit in der Situation und lass das unangenehme Gefühl zu.**
- **Notiere alle ein bis zwei Minuten auf dem Übungsprotokoll, wie hoch das unangenehme Gefühl noch ist. Konfrontiere Dich so lange mit dem Auslöser, bis das unangenehme Gefühl um mindestens die Hälfte gesunken ist.**
- **Belohne Dich, wenn Du die Übung geschafft hast!**

Dranbleiben und weitermachen

Mach die Übungen, die Du Dir für die Woche vorgenommen hast, so wie es in Deinem Plan steht. Also möglichst täglich, wenn es geht, auch gern mehrmals täglich. Du wirst merken, dass es mit der Zeit immer leichter geht, weil Du Dich immer mehr an die Auslöser gewöhnst und die unangenehmen Gedanken, Gefühle und Körperempfindungen mit der Zeit weniger werden. Je öfter Du über den Berg kommst, desto kleiner wird er.

Es kann auch sein, dass Du nach den ersten Übungen merkst, dass vielleicht etwas unpraktisch war, dass Du z. B. abends nicht mehr fit genug zum Üben bist oder die Übungszeit zu knapp geplant war. Dann kannst Du den Plan entsprechend überarbeiten (z. B. die Übung auf den Nachmittag legen, eine längere Übungszeit einplanen). Manchmal fallen einem auch noch passendere Sätze gegen die Behauptungen des Zwangsmonster ein, dann kannst Du sie gerne ändern, bis sie für Dich stimmig sind. Die ersten Übungen sind zum »Reinkommen«. Sie können Informationen liefern, was man für die Zukunft verbessern möchte.

Am Ende der Woche ist es Zeit, den Plan für die nächste Woche aufzustellen. Sind die Übungen noch so schwierig und anstrengend, dass Du sie auch noch nächste Woche machen möchtest? Dann machst Du einfach genauso weiter wie die letzte Woche. Wenn die Übungen schon leicht geworden und nicht mehr so anstrengend sind, kannst Du eine oder mehrere neue Übungen dazu nehmen. Die alten Übungen solltest Du aber auf jeden Fall weitermachen.

So geht es dann auch in den folgenden Wochen weiter: Am Ende jeder Woche erstellst Du einen neuen Plan für die nächste Woche oder Du führst den alten noch eine Woche weiter. Im Laufe der Zeit »kletterst« Du auf diese Weise die Zwangsleiter hoch. Die Übungen werden schwieriger, aber Du traust Dir auch mehr zu. Es wird nicht immer alles gleich funktionieren, gerade bei den sehr angstbesetzten Situationen. Dann sollte es das Ziel sein, die Exposition zumindest so lange auszuhalten, bis die Angst um mindestens die Hälfte gefallen ist. So wie bei Leonie.

Nach einigen Wochen war sie so weit, dass sie sich zutraute, zusammen mit ihrer Mutter eine ziemlich schwierige Übung anzugehen: die Situation mit dem Bustürknopf. Die Mutter holte Leonie von der Schule ab. Zusammen warteten sie auf den Bus und ihre Mutter fragte sie, wie hoch die Angst sei. Leonie schätzte ihre Angst vor der Übung auf 7 ein, was höher als erwartet war. Ihre Mutter trug die Zahl in das Protokoll ein.

Als der Bus hielt, drückte Leonie den Türöffner und schätzte ihre Angst bei 8 ein. Dann stieg sie mit ihrer Mutter in den Bus. Die Mutter fragte sie, welche Gedanken ihr durch den Kopf gingen. Leonie sagte, sie müsse daran denken, wer den Türknopf vor ihr angefasst habe und dass derjenige vielleicht Salmonellen hinterlassen habe. Als Gefühle nannte sie Angst, aber auch Ekel. Als körperliche Reaktionen nahm sie eine schnellere Atmung und einen höheren Puls wahr. Nach zwei Minuten sagte sie, die Angst sei jetzt bei 7, aber es gingen ihr immer noch die gleichen Gedanken durch den Kopf. Ihre Mutter fragte sie nach jeweils ein bis zwei Minuten, wie hoch die Angst sei. In Leonies Übungsprotokoll siehst Du, wie sich ihre Angst mit der Zeit verringert hat.

Leonies Arbeitsblatt 3–3 Übungsprotokoll

Übung: *Türöffner drücken, ohne sich zu Hause gleich die Hände zu waschen.* Datum: *12.8.*

Anspannung, unangenehme Gefühle

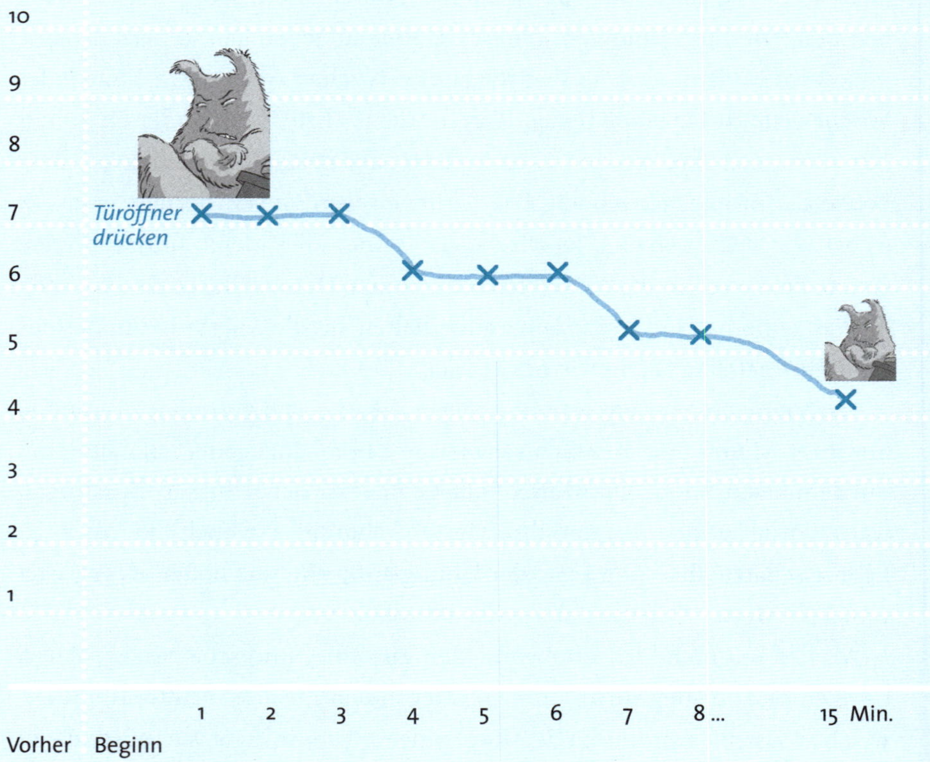

Wie Du siehst, sank Leonies Angst ganz langsam, denn es war ja auch eine schwierige Übung. Als sie nach einer Viertelstunde an der Haltestelle in ihrer Straße ankamen, war die Angst bei 4. Damit war die Angst um etwa die Hälfte gefallen.

Es sollte immer das Ziel sein, die Übung so lange zu machen, bis die Angst um mindestens die Hälfte gefallen ist. Da es zu Hause für Leonie besonders schwer gewesen wäre, sich nicht die Hände zu waschen, blieben Leonie und ihre Mutter noch eine halbe Stunde draußen, bis die Angst nur noch bei 2 – 3 war. Jetzt nach Hause zu gehen, ohne sich die Hände zu waschen, wäre eine sehr schwierige Anschlussübung gewesen. Deshalb wurde die Zeit draußen ohne Händewaschen einfach verlängert.

Am nächsten Tag wiederholten Leonie und ihre Mutter die Übung. Interessanterweise war die Angst vorher nur bei 6. Das hing damit zusammen, dass Leonie schon einmal die Erfahrung gemacht hatte, dass ihre Angst sinkt. Nachdem die Mutter eine Woche lang Leonie begleitet hatte, stieg die Angst nur noch bis maximal 4. Leonie führte die Übung in der nächsten Woche allein durch. Am Anfang stieg die Angst dabei wieder bis 6, was daran lag, dass ihre Mutter ihr Sicherheit gegeben hatte. Aber schon am zweiten Tag, an dem sie die Übungen allein durchführte, stieg die Angst nur noch bis 4. Von da an schaffte Leonie es täglich, den Türknopf am Bus zu drücken. Als Nächstes führte sie die Übung auch morgens auf dem Weg zur Schule durch.

Worüber wir noch nicht gesprochen haben, ist die Vereinbarung, die man vorher trifft, wie lange die Hände nach der Übung nicht gewaschen werden dürfen. Für den Morgen hatte Leonie mit ihrer Mutter ausgemacht, dass sie bis zur ersten großen Pause warten sollte. Dann wollte sie notieren, wie hoch die Angst noch war. Anschließend wollte sie überlegen, ob sie tatsächlich noch die Hände waschen musste. An den ersten Tagen wusch sie die Hände direkt, als die Pause begann. Nach einer Woche wurde vereinbart, dass sie bis zur zweiten großen Pause warten sollte. Das schaffte Leonie, auch weil sie in der Schule immer noch nichts aß und wusste, dass sie sich zu Hause duschen und die Kleidung wechseln konnte. Im Laufe der Zeit wollte sie aber auch diese Vermeidungsstrategien angehen. Es ist vollkommen in Ordnung, ja, es ist sogar besser, wenn diese Schritte einer nach dem anderen erfolgen. Wenn man alles auf einmal versucht, kann man sich schnell überfordern. An Leonies Beispiel siehst Du, dass viele kleine Schritte zum Erfolg führen. Du brauchst nur Geduld und Durchhaltevermögen. Dann klappt es!

Von den Versprechen der Zwangsmonster unabhängiger werden

Im ersten Kapitel haben wir beschrieben, dass sich die Zwangsmonster überlegen, wie sie sich unentbehrlich machen können. Wir haben davon gesprochen, dass sie den Betroffenen etwas versprechen, dass sie gut gebrauchen können. Es ist gut, diesen falschen Versprechungen auf die Spur zu kommen, um das lästige Zwangsmonster auf Dauer wieder loszuwerden. Man kann in seinem Leben etwas verändern oder lernen, sodass man auf die Versprechen des Zwangsmonsters nicht mehr angewiesen ist.

Du erinnerst Dich, dass wir vorgeschlagen haben, dass Du Dich mit Deinen Eltern zusammensetzt und überlegst, welche Versprechen das Zwangsmonster Dir macht und auch, was Ihr ändern könnt. Hier siehst Du ein paar Beispiele für Ideen, die anderen Familien eingefallen sind:

	Dahinter könnte das folgende Versprechen stecken:	**Was können Kind und Eltern tun?**
Sebastian: »Meine Eltern streiten sich viel.«	Sebastians Eltern werden durch den Zwang zusammengehalten und streiten sich weniger.	Sebastian: »Wenn meine Eltern so laut streiten, sage ich: ›Hört auf, das wird mir zu viel.‹ Meine Eltern wollen eine Paartherapie machen, um ihre Probleme zu lösen.«
Lisa: »Ich bin immer sehr schüchtern. Auf Klassenfahrten und Geburtstagen fühle ich mich unwohl und weiß nicht, wie ich mich verhalten soll. Aber seit ich die Zwänge habe, kann ich eh nicht mehr zu anderen nach Hause gehen.«	Durch den Zwang vermeidet Lisa, mit anderen zusammen zu sein und sich unsicher zu fühlen.	Lisa: »Ich überlege mir jeden Tag eine kleine Übung, die ich mache, um weniger schüchtern zu sein. Z. B. frage ich jemanden nach der Uhrzeit oder nach den Hausaufgaben. Auch gehe ich zu Geburtstagen, wenn ich eingeladen werde.« Die Eltern unterstützen sie, sich mit ein bis zwei Freundinnen zu treffen und zu üben. Manchmal geben sie ihr kleine Aufgaben, wie z. B. im Restaurant zu bestellen, damit Lisa ihre Schüchternheit langsam verliert.
Christian: »Ich hätte so gern eine Freundin, aber solange ich diese Angst vor Ansteckung habe, geht das nicht.«	Der Zwang hilft Christian, sich vor der Ablehnung durch Mädchen zu schützen, was ihm sehr peinlich wäre.	Christian: »Ich übe, Mädchen ins Gesicht zu schauen, statt schüchtern auf den Boden zu sehen.«
Max: »In den letzten Jahren hat mein Vater mir wenig Beachtung geschenkt. Er kümmert sich mehr um meine Brüder.«	Durch die Ordnung bekommt Max viel Lob und Anerkennung vom Vater, die die unordentlichen Brüder nicht bekommen.	Max: »Ich habe meinem Vater gesagt, dass ich mir mehr Zeit mit ihm wünsche.« Vater: »Wir machen jetzt auch mal zu zweit was zusammen, ohne dass Max dafür etwas leisten muss.«

	Dahinter könnte das folgende Versprechenw stecken:	Was können Kind und Eltern tun?
Jan: »Wenn mein Vater meine Hausaufgaben kontrolliert hat, hatte ich immer Angst, dass er schimpft.«	Jan vermeidet die Kritik seines Vaters	Vater: »Ich muss lernen, etwas lockerer zu sein und nicht zu schimpfen, wenn Jan Fehler macht.«
Livia: »Ich möchte gar nicht mehr daran denken, wie es war, als Monika und die anderen mich immer gehänselt haben.«	Livia schützt sich vor traurigen Erinnerungen an die Zeit, als sie gehänselt wurde.	Livia: »Ich habe mir vorgenommen, bei der Projektwoche zum Thema Mobbing von meinen Erfahrungen zu erzählen.«
Fatima: »Ich hätte so gerne einen Freund wie die anderen Mädchen in meiner Klasse, aber das ist in meiner Kultur unvorstellbar.«	Fatima kann dem Streit mit den Eltern über solche Themen wie »einen Freund haben« aus dem Weg gehen.	Fatima: »Ich habe mit meiner Mutter über meine Sehnsucht, einen Freund zu haben, gesprochen. Jetzt erlauben mir meine Eltern, mich mit einem Jungen aus der Gemeinde zu treffen.«

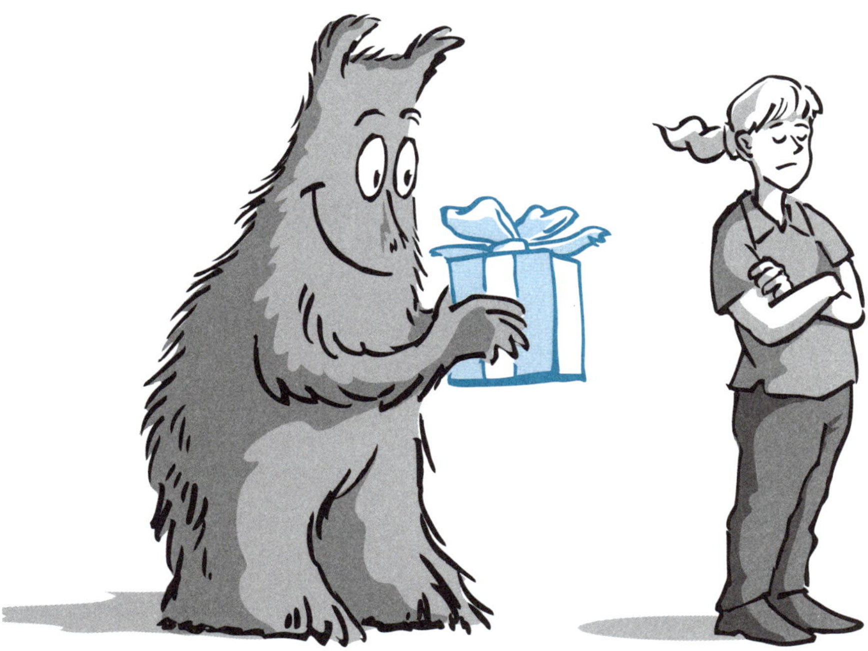

Durch das Lesen und Ausfüllen der Arbeitsblätter hast Du schon viel über Dich und das Zwangsmonster gelernt. Auch Deine Familie versteht nun besser, wie das Zwangsmonster tickt und was man ihm entgegensetzen kann. Setzt Euch von Zeit zu Zeit zusammen und überlegt, ob Euch Versprechen des Zwangsmonsters aufgefallen sind und ob Ihr noch weitere Ideen habt, wie Ihr Eure Probleme selbst lösen könnt. Dann tragt diese neuen Informationen in das Arbeitsblatt 3 – 6 ein und nehmt die Änderungen in den Alltag auf.

Arbeitsblatt 3 – 6 **Versprechen des Zwangsmonsters**

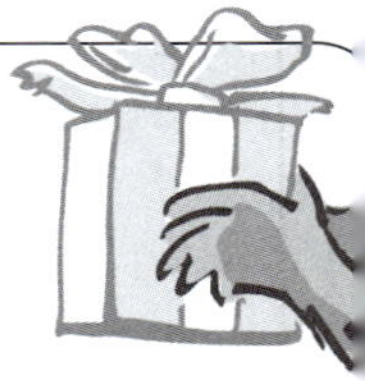

Kreuze an, was Du kennst	Problem	Typische Versprechen des Zwangsmonsters	Eine andere Lösung
☐	Unsicherheit	»Du wirst dich nicht mehr so dumm fühlen.«	• Unterstützung beim Lernen finden, z. B. Nachhilfe. • Uns bewusst machen, dass ich ganz vieles gut kann, auch wenn ich in manchen Sachen nicht so gut bin. • Meine Eltern könnten mich mehr loben. • Wir suchen Hilfe bei einer Therapeutin.
☐	Sich unsichtbar fühlen	»Die anderen werden sich viel mehr um Dich kümmern.«	• Ich bitte meine Eltern, mehr Zeit mit mir zu verbringen, ohne dass es um Zwänge geht und schlage gemeinsame Aktivitäten vor. • Ich verabrede mich wieder öfter. • Wir suchen Hilfe bei einer Therapeutin.
☐	Dunkle Gedanken	»Wenn Du denkst und tust, was ich Dir sage, vertreibst Du Deine dunklen Gedanken.«	• Ich überlege, was mir hilft, weniger traurig zu sein. • Ich verabrede mich. • Ich spreche mit meinen Eltern. • Wir suchen Hilfe bei einer Therapeutin.
☐	Langeweile	»Wenn Du alle meine Aufträge erfüllst, wird Dir nie langweilig.«	• Ich suche mir Hobbies, mache z.B. Sport. • Ich verabrede mich.
☐	Schwierigkeiten	»Ich helfe Dir, dass die anderen Dich in Ruhe lassen.«	• Ich lerne, wie ich anderen freundlich sage, dass sie mir mehr Freiraum geben. • Ich besuche eine soziale Kompetenzgruppe oder suche Hilfe bei einer Therapeutin.
Dein Beispiel			

Wenn Du ohne die Versprechen des Zwangs klarkommst, schwächt das Dein Zwangsmonster. Und das heißt auch, dass die Übungen leichter gelingen.

Nicht immer können Kinder oder Jugendliche ihre Probleme allein lösen, z. B. selbstbewusster werden wie Lisa oder belastende Lebenserfahrungen wie Livias Mobbingerfahrung bewältigen. Manchmal brauchen auch Eltern mehr Hilfe, um zu verstehen, warum ihr Verhalten ihre Kinder belastet, und um sich zu verändern. Dann könnte es sinnvoll sein, in einer ambulanten Therapie diese Probleme mit der Hilfe eines Therapeuten anzugehen.

3.4 Noch mal das Wichtigste

Um Deinen Zwang vertreiben zu können, musst Du ihn zuerst besser kennenlernen. Wann kommt er, was löst ihn aus? Was macht ihn stärker, was macht ihn schwächer? Die Antworten findest Du mithilfe eines Zwangstagebuchs heraus.

Übungen gegen die Zwänge, die sogenannten Expositionen, sind sehr wirksam bei der Vertreibung des Zwangsmonsters. In diesen Übungen stellst Du Dich den Situationen, in denen Dein Zwangsmonster kommt. Du versuchst, die unangenehmen Gefühle auszuhalten, die entstehen, wenn Du nicht tust, was das Zwangsmonster Dir sagt. Gegen-Sätze gegen die Behauptungen des Zwanges sind eine wichtige zusätzliche Hilfe. Schreib sie vorher auf Kärtchen und sag sie während der Übung, wenn die Behauptungen des Zwangsmonsters Dir solche Angst machen, dass Du kurz davor bist, die Übung abzubrechen.

Wichtig ist, dass Du Deine Übungen regelmäßig, am besten täglich, durchführst. Und da das ganz schön anstrengend ist, solltest Du Dir mit Deiner Familie überlegen, wie Du Dich dafür belohnen könntest, z. B. mit einem gemeinsamen Ausflug oder Deinem Lieblingsessen.

Damit Du das Zwangsmonster langfristig vertreiben kannst, solltest Du herausfinden, welche falschen Versprechen es Dir macht und was Du tun kannst, um Deine Probleme anders zu lösen. Dabei können Dir Deine Eltern sicherlich helfen.

Wenn jemand unter einer Zwangserkrankung leidet, so geht es ihm auch insgesamt meist nicht so gut. Viele Zwangskranke fühlen sich häufig einsam und allein mit ihrer Erkrankung. Vielleicht kennst Du das auch. Dann weißt Du auch, dass Liebe und Rückhalt durch nahestehende Menschen in solchen Situationen ganz besonders wichtig sind. Die Gewissheit, dass es Menschen gibt, die einen lieben und auf die man zählen kann, auch wenn man so »merkwürdige« Dinge machen muss, tröstet und hilft gegen traurige und einsame Gefühle.

BEN, 15 Ich weiß, dass ich meine Eltern mit meinen Fragen oft nerve. Gleichzeitig habe ich furchtbare Schuldgefühle, wenn ich wieder diese Gedanken habe, dass meiner Mutter etwas Schlimmes passiert. Manchmal reagiert mein Vater ziemlich gereizt, wenn ich dann zum x-ten Mal nachfrage, ob wirklich nichts Schlimmes passieren wird. Aber trotzdem weiß ich, dass er mich nie hängen lassen würde. Meine Mutter ist geduldiger als mein Vater. Oft tröstet sie mich, wenn sie sieht, wie schlecht es mir geht. Dann fühle ich mich besser. ×

Vor allem bei Kindern, aber auch bei vielen Jugendlichen sind es meist die Eltern, die die wichtigsten Helfer bei der Vertreibung des Zwangsmonsters sind. Oft möchten die Betroffenen nicht, dass ihre Geschwister eingeweiht werden, weil es ihnen peinlich ist und sie Angst haben, dass die Geschwister sich über die Zwangsgedanken und -handlungen lustig machen. Meistens sollen die Eltern dann helfen, den Zwang zu »vertuschen«. Wenn Du aber ständig ein Geheimnis mit Dir herumträgst oder darauf bedacht bist, die Zwänge heimlich auszuführen, kann das den Druck noch erhöhen. Und das nutzt dann wieder Dein Zwangsmonster aus. Durch die Zusatzbelastung wirst Du mehr unter Stress geraten und Dich wahrscheinlich noch schlechter gegen die Forderungen des Zwangsmonsters wehren können. Besprich Deine Bedenken, Deine Geschwister einzuweihen, mit Deinen Eltern. Vielleicht könnt Ihr gemeinsam mit Deinen Geschwistern reden und sie über die Zwangserkrankung aufklären. Oft sind Geschwister dann sehr verständnisvoll und unterstützen, wo sie können, z. B. beim Ausfüllen der Arbeitsblätter oder sogar bei den Belohnungen. Denk an den blauen Pullover ihrer Schwester, den Leonie tragen darf, wenn sie ihre Übungen durchhält.

Nicht nur die Eltern und Geschwister können Unterstützung geben. Diese kann natürlich auch von anderen nahestehenden Menschen kommen, sei es zum Beispiel von einer Großmutter, einem lieben Onkel, einer guten Freundin oder anderen vertrauten Menschen. Was sie konkret tun können, ist Thema dieses Kapitels.

Zuerst erklären wir, was immer hilfreich ist, wie andere Dich also grundsätzlich unterstützen können: durch Liebe, Verständnis und Rückhalt. Eltern und andere Vertrauenspersonen können Dir aber auch noch auf andere Weise helfen, Dein Zwangsmonster zu vertreiben. Sie können Dir helfen, indem sie nicht mehr auf den Zwang hören. Nicht mehr auf den Zwang hören, »Nein« zu Forderungen des Zwanges sagen, das ist ein heikles Thema, das oft zu Streit führt, das ist uns schon klar. Trotzdem ist auch diese Hilfe Deiner Familie notwendig, damit Dein Zwang verschwindet. Wie soll es ihm sonst ungemütlich bei Dir werden?

Und dann gibt es noch die direkte Unterstützung gegen den Zwang. Deine Eltern und andere können zum Beispiel eigene Gedanken und Beobachtungen beisteuern, wenn Du die Arbeitsblätter ausfüllst. Sie können mithelfen, gute Übungen gegen Dein Zwangsmonster zu entwickeln. Sie können Dich bei den Übungen selbst unterstützen. Sie können Dich anspornen mit Lob und Anerkennung oder Belohnungen für die Anstrengungen, und sie können Dich aufbauen, wenn es mal nicht so gut läuft.

Insgesamt gibt es also viele Möglichkeiten, wie Dich die Menschen aus Deinem Umfeld dabei unterstützen können, Dein Zwangsmonster zu vertreiben. Schauen wir uns nun genauer an, wie die anderen zu Deinem Erfolg beitragen können.

4.1 Was immer hilfreich ist

Liebe Eltern,

Sie können im Alltag sehr viel tun, um Ihr Kind zu unterstützen. Sie können das Selbstbewusstsein Ihres Kindes stärken, für seine Entlastung sorgen und helfen, den Zwang zu begrenzen.

Das Selbstbewusstsein stärken → Grundsätzlich ist alles gut und hilfreich, was das Selbstbewusstsein Ihres Kindes stärkt. Zwangsmonster mögen selbstbewusste

Kinder nicht so gern, weil sie diese nicht so gut herumkommandieren und einschüchtern können. Geben Sie Ihrem Kind viel Lob und Bestätigung für seine gesunden Seiten, seine guten Eigenschaften und Fähigkeiten, nach dem Motto: »Schön, dass es Dich gibt!«. Achten Sie außerdem darauf, dass Ihr Kind genügend Ermutigung bekommt bei Dingen, für die es Rückendeckung braucht, sei es ein bevorstehendes Fußballturnier, eine schwierige Hausaufgabe oder Streit mit der besten Freundin.

Für Entlastung sorgen → Das Zwangsmonster hat bessere Chancen, seine Forderungen durchzusetzen, wenn Ihr Kind gestresst und geschwächt ist. Das kann durch Leistungsdruck, Ärger im Freundeskreis, familiäre Belastungen wie Streitigkeiten zwischen den Eltern oder Geschwistern, aber auch durch finanzielle Sorgen entstehen. Überlegen Sie, unter welchen Belastungen Ihr Kind im Moment – abgesehen vom Zwang – leidet und wie Sie helfen können, Lösungen zu finden. Manchmal macht es Sinn, den schulischen Druck rauszunehmen, indem man eine andere Schulform wählt oder beschließt, dass das nächste Schuljahr zur Behandlung der Zwänge genutzt und die Klasse dann wiederholt wird. Haben Kinder Ärger mit Freunden, können Eltern oft nicht viel tun. Bieten Sie an, sich die Sorgen anzuhören, unterstützen Sie Ihr Kind, indem Sie für seine Sorgen und Nöte Verständnis zeigen und sie nicht bewerten. Wenn Eltern eigene Probleme haben, ist es sinnvoll zu überlegen, wie diese gelöst werden können, z. B. durch Paartherapie, Schuldenberatung u. a. Versuchen Sie, diese Konflikte nicht ins Familienleben zu tragen. Achten Sie darauf, dass Sie Ihr Kind nicht zum Gesprächspartner für Ihre Sorgen machen. Damit sind Kinder überfordert.

Gesunde Bereiche stärken → Gestalten Sie die Beziehung zu Ihrem Kind in möglichst vielen Lebensbereichen ganz normal. Das bedeutet, darauf zu achten, dass die Zwänge nicht das Hauptgesprächsthema zwischen Ihnen und Ihrem Kind werden. Geben Sie Ihrem Kind viel Aufmerksamkeit und Bestätigung in zwangsfreien Zeiten und nicht nur, wenn es Zwangsrituale zeigt. Nutzen Sie solche Zeiten beispielsweise für gemeinsame Unternehmungen, die Sie miteinander genießen. Das tut Ihnen beiden und Ihrer Beziehung zueinander gut, die ja oft genug unter dem Zwang leidet. Und es stärkt das Selbstbewusstsein Ihres Kindes, wenn es merkt, was alles ohne Zwang möglich ist. Dies schwächt wiederum den Zwang.

Den Zwang begrenzen → Achten Sie darauf, dass sich das Zwangsmonster nicht in alle Bereiche Ihres Familienlebens hineindrängt. Lassen Sie das nicht zu, sondern tun Sie etwas dagegen! Konzentrieren Sie sich auf das, was möglichst wenig oder gar nichts mit dem Zwang zu tun hat. Sprechen Sie bei den Mahlzeiten oder wenn Sie sonst zusammensitzen, nicht so viel über den Zwang, sondern über andere Themen, die Ihnen wichtig sind. Planen Sie gemeinsame schöne Aktivitäten mit allen Familienmitgliedern. Das tut allen gut und ist ein wichtiger Ausgleich zu den Belastungen durch die Zwänge.
Übrigens: Wenn Sie sich noch genauer informieren möchten, was Sie für Ihr Kind, aber auch für sich tun können und wie Sie mit den Belastungen durch die Zwangserkrankung besser umgehen können, empfehlen wir das Buch von Herrn Rufer und Frau Fricke: Der Zwang in meiner Nähe. Rat und Hilfe für Angehörige von zwangskranken Menschen (siehe Kapitel 6).

4.2 Nicht mehr auf den Zwang hören

Wie Du weißt, kann so ein Zwangsmonster ganz schön machthungrig sein. Erst kommandiert es nur Dich herum, aber mit der Zeit reicht ihm das häufig nicht mehr. Dann will es, dass auch andere Menschen im Haushalt seine Regeln befolgen. So wie bei der Familie von Linus. Sein jüngerer Bruder traut sich kaum noch, die Nachbarskatze zu streicheln, weil Linus sich so vor der Übertragung von Krankheiten durch Fuchsbandwürmer fürchtet, die Tiere manchmal haben, auch wenn das – wie der Name sagt – oft Füchse sind. Und er wäscht sich immer viel länger, als er es eigentlich für nötig hält, weil Linus' Zwang das so verlangt. Christians Eltern laden schon ganz lange keinen Besuch mehr nach Hause ein, weil Christian sonst zu große Angst hat, dass dieser die Wohnung mit Aids-Viren verunreinigt. Charlottes Familie hat schon sehr oft im Auto auf Charlotte gewartet, weil sie noch ihre Kontrollzwänge ausführen musste.

Fast jedes Zwangsmonster hat weitere Tricks auf Lager. Dazu gehört, neben den Betroffenen auch andere ihm nahestehende Menschen einzuspannen. Leonies Mutter macht bei den Zwangshandlungen mit, sie hilft Leonie beim Saubermachen, weil Leonie es allein nicht mehr schafft. Max' Mutter hat schon öfter geholfen, seine Autos wieder in die richtige Ordnung zu bringen, wenn jemand sie ein bisschen durcheinandergebracht hat. Eine weitere Möglichkeit für Zwangsmonster besteht darin, dem Betroffenen solche Angst zu machen, dass er sich von anderen beruhigen lassen muss (Rückversicherung), weil er sich allein nicht mehr beruhigen kann. Das läuft dann so ab, dass der Betroffene immer wieder die gleichen Fragen stellen muss und Vertrauenspersonen immer wieder die gleichen beruhigenden Antworten geben müssen. Du erinnerst Dich, bei Ben war das so. »Ich habe solche Angst, dass Mama einen Verkehrsunfall hat«, sagt er z. B. seinem Vater nach einem Zwangsgedanken. »Mama wird schon nichts passieren«, antwortet der Vater. »Bist Du sicher, dass sie keinen Unfall hat?«, fragt dann wieder Ben. »Ja, ich bin sicher!«, sagt der Vater. Und so kann es noch lange weitergehen. Besonders abends braucht Ben viele Rückversicherungen, ehe er schlafen kann. Oft ist er ganz verzweifelt, während sein Vater immer gereizter wird. Und das Zwangsmonster freut sich insgeheim, weil alle nach seiner Pfeife tanzen.

Damit Du Dein Zwangsmonster los wirst, ist es also ganz wichtig, dass nicht nur Du allein seinen Forderungen widerstehst und ihm das durch Deine Expositionsübungen deutlich machst. Nein, auch Deine Eltern und alle anderen in Deinem Umfeld sollten nicht mehr auf den Zwang hören und seinen Befehlen widerstehen. Das ist keine leichte Aufgabe für alle Beteiligten, aber wenn man alles gut miteinander bespricht und gut plant, dann ist es auch nicht schwerer als die Übungen, die Du selbst machst.

Meistens besteht der erste Schritt darin, dass allen erst einmal bewusst werden muss, in welchen Situationen welche Familienmitglieder dem Zwang gehorchen. Setzt Euch dafür am besten zusammen – alle, die mitmachen wollen und können, Deine Eltern und Deine Geschwister, sofern sie nicht noch zu klein sind. Besprecht, wann wer den Zwang unterstützt, oft wahrscheinlich ohne es zu merken. Deine Beobachtungen auf dem Arbeitsblatt 3 – 1, fünfte Spalte: »Was übernehmen andere?«, sind schon mal eine gute Ideensammlung für die anderen. Schreibt für jedes Familienmitglied auf ein eigenes Blatt Papier, wann und wo es den Forderungen des Zwanges nachkommt. Im Laufe der nächsten Woche können alle, Du und Deine Familie, weiter beobachten, wann und wo die anderen den Forderungen Deines Zwanges gehorchen. Wer etwas bemerkt, notiert es wieder auf dem entsprechenden Blatt Papier.

Der nächste Schritt besteht dann darin, sich wieder zusammenzusetzen und zu besprechen, an welcher Stelle welches Familienmitglied beginnen könnte, »Nein« zu den Forderungen des Zwanges zu sagen.

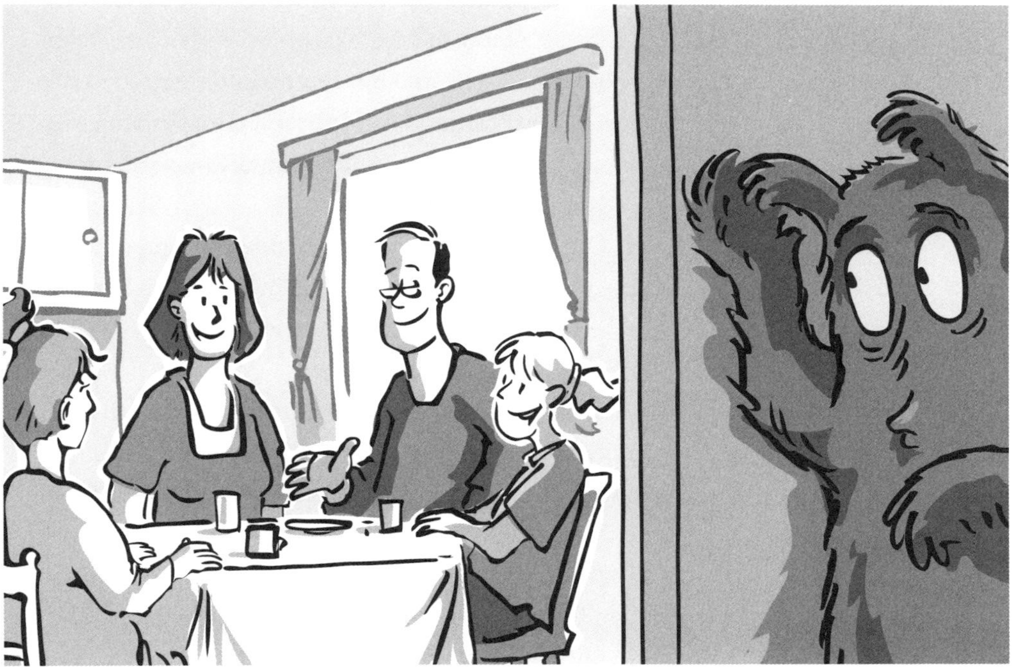

Wie schnell die Familienmitglieder dem Zwang den Gehorsam verweigern, kann sehr unterschiedlich sein. Bei manchen geht es schnell, bei anderen eher Schritt für Schritt, das hängt auch von der jeweiligen Situation und vor allem von Dir ab. Wie schwierig ist es für Dich auszuhalten, wenn ein Familienmitglied nicht mehr macht, was der Zwang verlangt? Du kannst die Stärke von 0 bis 10 einschätzen.

In welchen Situationen traust Du Dir zu, es auszuhalten? Möchtest Du, dass der andere komplett Nein sagt zu einer Forderung des Zwangsmonsters, oder möchtest Du lieber, dass er schrittweise immer mehr Widerstand gegen den Zwang leistet? Am besten überlegt Ihr gemeinsam, was Du Dir zutraust und womit die anderen gern anfangen würden, weil es sie sehr belastet.

Unser Tipp: Einigt Euch für den Anfang lieber auf kleinere Schritte. So hast Du schneller Erfolgserlebnisse, die Mut machen für weitere Aufgaben. Wenn es leichter als erwartet läuft, kannst Du größere Schritte wagen. Und egal, wie groß der Schritt ist, trefft klare Absprachen! Schreibt auf, worauf Ihr Euch geeinigt habt. Manchmal erinnert man sich nämlich in der Situation, in der das Zwangsmonster eine Forderung stellt, nicht mehr an die Absprachen. Oder der Druck wird so stark, dass man auf einmal doch möchte, dass die anderen der Forderung des Zwangsmonsters nachkommen. Auf der nächsten Seite findet Ihr die Vereinbarung, die Leonie mit ihrer Mutter getroffen hat (Arbeitsblatt 4 – 1). Ein leeres Vertragsformular findest Du im Anhang und auch im Internet unter psychiatrie-verlag.de/product/dem-zwang-die-rote-karte-zeigen.

Am besten setzt Ihr alle Euch in regelmäßigen Abständen, z. B. einmal die Woche, zusammen. Da besprecht Ihr, was schon gut geht, was noch Schwierigkeiten macht und wie die nächsten Schritte aussehen können.

Hier ein paar Beispiele, was andere gemacht haben:

Linus' Bruder sagt für den Anfang zu, die Nachbarskatze nicht zu streicheln, bis Linus mit seinen eigenen Übungen so weit ist. Aber er wäscht sich die Hände nur noch so lange, wie er es für nötig hält – und zwar ohne Ausnahme.

Christians Eltern laden als ersten Schritt einen langjährigen Freund zu Besuch ein, der von Christians Erkrankung weiß. Mit dem Freund ist abgemacht, dass er durch den Garten auf die Terrasse geht und sich nur dort aufhält, also noch nicht in die Wohnung geht.

Charlotte und ihre Familie legen fest, dass sie nur noch maximal fünf Minuten auf Charlotte warten und dann losfahren. Außerdem werden die Geschwister und der Vater keine Kontrolle mehr für Charlotte übernehmen. Die Mutter gibt weiter Rückversicherungen für Charlotte, damit es nicht zu schwer für sie ist. Das wollen sie später angehen.

Leonies Mutter hilft Leonie zwar weiter beim Saubermachen, aber alles wird nur noch einmal abgewischt, nicht mehr viele Male.

Max' Mutter hilft weiter mit, aber höchstens eine Viertelstunde pro Tag.

VERTRAG

zwischen:

Leonie (Dein Name) und *Mama* (Name des Familienmitgliedes)

Was wollen wir vereinbaren?

Von jetzt an wird *Mama* (Name des Familienmitgliedes) nicht mehr dem Zwang gehorchen. Dazu wird folgende Vereinbarung getroffen:

In der 1. Woche:

Mama wischt in der Küche und in Leonies Zimmer alles nur noch einmal ab.

In der 2. Woche:

Mama wischt in der Küche und in Leonies Zimmer alles weiterhin nur noch einmal ab. Mama putzt das Bad nur noch einmal am Tag.

In der 3. Woche:

Wie in der 1. und 2. Woche und außerdem benutzt Mama kein Desinfektionsmittel mehr im Haushalt.

In der 4. Woche:

Ab jetzt muss Leonie ihr Zimmer alleine reinigen, ohne dass Mama sagt, ob es sauber genug ist.

Wie gehen wir mit Wutanfällen um?

Wenn *Leonie* (Dein Name) wütend wird oder sogar *Mama beschimpft oder mit Türen knallt, weil Mama nicht macht, was der Zwang verlangt.*

(z.B. Schimpfwörter, Hauen, Sachen werfen), gilt folgende Regel:

Mama wischt in der Küche und in Leonies Zimmer alles weiterhin nur noch einmal ab. Mama putzt das Bad nur noch einmal am Tag.

(z.B. Privilegienentzug, Abzug von der Medienzeit)

Welche Belohnung soll es geben?

Wenn Leonie eine Woche lang den Vertrag eingehalten hat, darf sie mit einer Freundin einen Filmabend machen. Nach der 4. Woche geht die ganze Familie Pizza essen.

Bei Ben waren beide Eltern von den ständigen Fragen und dem Wunsch nach Rückversicherung betroffen. Gemeinsam beschlossen alle drei: Ben bekommt auf jede Frage nur noch drei Mal eine Rückversicherung, dass alles in Ordnung ist, danach sagt der Vater ruhig und freundlich: »Ich gebe Dir jetzt keine Rückversicherung mehr, um Deinen Zwang nicht zu unterstützen.« Das Gleiche gilt für die Mutter. Am Anfang war das sehr schwer für Ben auszuhalten, aber er führte sich dann immer wieder vor Augen, wie wichtig es ist, dass alle an einem Strang ziehen bei der Vertreibung des Zwangsmonsters. Bei der Besprechung eine Woche später freuten sich alle, dass er durchgehalten hatte. Und die Eltern freuten sich auch sehr über die eigene Entlastung. Ben stellte fest, dass er sich als nächsten Schritt zutraute, pro Frage nur noch zwei Mal eine Rückversicherung zu bekommen.

Liebe Eltern,

dem Zwang die Unterstützung zu entziehen, indem man sich nicht mehr in der einen oder anderen Weise einbinden lässt, kann gerade am Anfang ziemlich schwierig sein, weil sich Ihr Kind anfangs schlechter fühlen wird, wenn Sie den Zwangsforderungen nicht mehr nachkommen. Und das wiederum ist für Sie nicht leicht auszuhalten. Dennoch ist es wichtig, konsequent daran festzuhalten, denn wenn Sie bei den Zwängen mitmachen, kann Ihr Kind nicht lernen, selbst besser damit umzugehen. Außerdem sind die Übungen, die Ihr Kind macht, dann nicht so effektiv, weil an anderer Stelle der Zwang wieder gestärkt wird.

Konflikten kann man vorbeugen, indem man sich, wie wir es vorschlagen, zusammensetzt und sich gemeinsam auf die Schritte einigt und sie schriftlich festhält. Auf keinen Fall sollten Sie einfach so Ihre Unterstützung entziehen, ohne dass Ihr Kind dies vorher weiß.

Stellen Sie sich innerlich darauf ein, dass es die ersten Male trotzdem schwierig für Ihr Kind werden kann, es laut wird, schimpft oder Ihnen Vorwürfe macht. Bleiben Sie ruhig und freundlich und erinnern Sie es an die Absprachen: »Wir haben abgesprochen, dass ich nicht kontrolliere. Ich will Deinen Zwang nicht unterstützen.« Wiederholen Sie den Satz, wenn nötig, lassen Sie sich aber nicht in eine Diskussion verwickeln. Loben Sie Ihr Kind für seine Bemühungen und Anstrengungen, wann immer es sich anbietet. Man kann gar nicht genug loben bei so schwierigen Aufgaben. Wenn Ihr Kind aggressiv wird, z. B. mit Sachen wirft oder versucht, Sie zu schlagen, sagen Sie laut und deutlich »Stopp!« und verlassen Sie den Raum, wenn es nicht aufhört. Sie können in einem ruhigen Moment mit Ihrem Kind besprechen, welche weiteren Konsequenzen es für ein solches Verhalten gibt. Manche Familien vereinbaren eine Kürzung der Medienzeit oder anderer Privilegien. Werden Sie niemals selbst handgreiflich! Halten Sie auch diese Vereinbarung schriftlich fest und erinnern Sie Ihr Kind in der akuten Situation daran.

Als Eltern sollten Sie auch die Geschwister im Blick haben. Stärken Sie die Geschwister, wenn diese unter Druck durch das zwangskranke Kind geraten. Ermuntern Sie sie durchzuhalten und loben Sie auch die Geschwister für ihren Einsatz.

Machen Sie sich und den anderen Familienmitgliedern immer wieder klar, dass aller Anfang schwer ist, es aber mit der Zeit leichter wird.

4.3 Unterstützung gegen den Zwang

Vielleicht hast Du beim Lesen von Kapitel 3, »Was Du selbst tun kannst«, schon daran gedacht, dass Du an der einen oder anderen Stelle gern Hilfe von Deiner Mutter, Deinem Vater oder anderen Menschen bekommen würdest, z. B. als es um die Arbeitsblätter ging, die Übungen oder bei der Vereinbarung von Belohnungen. An welcher Stelle jemand wie viel Unterstützung von wem haben möchte, ist von Mensch zu Mensch verschieden. Beim Ausfüllen der Arbeitsblätter möchte z. B. Leonie gern Unterstützung haben. Da ihre Mutter immer sehr geduldig bei den Hausaufgaben ist, kann sie sich sehr gut vorstellen, die Mutter bei den Arbeitsblättern um Hilfe zu bitten. Wie bei den Hausaufgaben möchte Leonie die Blätter erst allein ausfüllen und danach alles mit der Mutter durchsprechen. Ihre Mutter kann sich das auch gut vorstellen und hat auch genügend Zeit dafür. Maja, die zwei Jahre jünger ist als Leonie, braucht mehr Hilfe und möchte lieber, dass ihre Mutter die ganze Zeit am Tisch sitzt, wenn sie die Arbeitsblätter ausfüllt. So kann Maja gleich fragen, wenn sie nicht weiterweiß. Weil Majas Mutter berufstätig ist, ist das für sie nicht ganz einfach zeitlich einzurichten, aber der Vater verspricht, den Wochenendeinkauf zu machen, damit die beiden samstagmorgens in Ruhe arbeiten und üben können.

Für Fatima war es anfangs schwierig, ihre Familie in die Behandlung einzubeziehen, da sie sich für ihre Zwangsgedanken schämte. Nach einer Weile öffnete sie sich doch ihrer Mutter gegenüber, die zum Glück sehr verständnisvoll und offen mit dem Thema umging. Von da an konnte Fatima ihre Mutter in ihre Übungen einbeziehen. Sebastian, der schon 15 ist, hat ein sehr gutes Verhältnis zu seinem vier Jahre älteren Bruder. Er möchte gern mit ihm die Übungen zusammenmachen, lieber als mit seiner Mutter oder seinem Vater. Der Bruder ist bereit zu helfen und nimmt sich jeden Nachmittag die Zeit, daneben zu sitzen, wenn Sebastian in einem Buch über Krankheiten liest. Für Jan wiederum ist es das Schönste, mit seinem Vater Fußball zu spielen. Sein Vater verspricht, mit Jan jeden Sonntagnachmittag auf den Fußballplatz zu gehen, wenn Jan sein Wochenziel erreicht hat. Auf diese Weise verbringen sie eine schöne, zwangsfreie Zeit miteinander.

Liebe Eltern,

Ihr Kind können Sie am besten unterstützen, wenn Sie sich selbst gut mit Zwängen und der verhaltenstherapeutischen Herangehensweise auskennen. Daher ist es wichtig, dass Sie dieses Buches sorgfältig durchlesen, das Vorgehen nachvollziehen können und sinnvoll finden. Wichtig erscheint uns auch, dass Sie für sich überprüfen, ob Sie genügend Geduld und Ausdauer und auch die nötige Zeit haben, um Ihrem Kind bei den entsprechenden Maßnahmen zur Seite zu stehen. Wenn die zeitlichen Möglichkeiten begrenzt sind, kann die gesamte Familie überlegen, wie Aufgaben aufgeteilt werden können. In manchen Familien ist der Vater Helfer bei den Übungen, weil er es zeitlich besser einrichten kann und der Geduldigere von beiden Elternteilen ist. Die Mutter, die gerade beruflich sehr eingespannt ist, nimmt sich dann am Wochenende Zeit für eine gemeinsame Belohnungsaktivität.
Welche und wie viel Hilfe Ihr Kind benötigt, hängt natürlich vom jeweiligen Kind ab. Jüngere Kinder brauchen meist sehr viel mehr Unterstützung, klare und verbindliche Absprachen und regelmäßige Überprüfung, ob die Absprachen eingehalten werden. Jugendliche hingegen wollen meist mehr in Eigenregie unternehmen, brauchen aber natürlich genauso Lob und Anerkennung, um motiviert weitermachen zu können. Sie selbst kennen Ihr Kind am besten und haben sicherlich schon eine Vorstellung, wo es welche Hilfe benötigen könnte. Besprechen Sie Ihre Vorstellungen mit Ihrem Kind

und vereinbaren Sie gemeinsam, wie Sie Ihr Kind unterstützen können. Egal, an welcher Stelle Sie Ihr Kind unterstützen, sehr wichtig ist immer, dass Sie Ihrem Kind viel Lob und Bestätigung geben für Schritte in die richtige Richtung: für die Bearbeitung der Arbeitsblätter, für die Planung der Übungen und für deren Durchführung.

Wie kann Ihre Hilfe nun konkret aussehen?

Mithilfe bei den Arbeitsblättern → Abhängig von Alter, Fähigkeiten und Bedürfnissen Ihres Kindes kann Ihr Beitrag vom kurzen Feedback zum fertig ausgefüllten Blatt bis zum gemeinsamen Erarbeiten und Ausfüllen eines Arbeitsblattes reichen. In manchen Arbeitsblättern gibt es sogar Extraspalten für die Eltern, damit diese ihre Beobachtungen eintragen können.

Viele Kinder haben Schwierigkeiten zu erkennen, in welchen Situationen andere Menschen in die Zwangssymptomatik eingebunden sind und Aufgaben für den Zwang ausführen. Beim Ausfüllen des Zwangstagebuchs (Arbeitsblatt 3 – 1) werden Sie daher wahrscheinlich helfen müssen, die Spalte »Was übernehmen andere?« zu füllen. Besonders jüngere Kinder benötigen fast immer Unterstützung, den Behauptungen des Zwangsmonsters eigene Sätze entgegenzusetzen (Arbeitsblatt 1 – 2), weil sie sich oft noch schwertun, die Unsinnigkeit der Zwangsforderungen zu erkennen.

Achten Sie auch darauf, dass Ihr Kind sich nicht überfordert, indem es seine Ziele zu hoch ansetzt. Passende Ziele ermöglichen Erfolgserlebnisse und motivieren, weiterzumachen.

Wenn jemand schon lange an Zwängen leidet, so kann es auch sein, dass er ein bisschen aus den Augen verloren hat, was eigentlich normales Verhalten ist. Ist das der Fall, braucht der betroffene Kind Unterstützung dabei, dies herauszufinden. Hier können Sie eine große Hilfe sein, indem Sie sich als Maßstab zur Verfügung stellen und gemeinsam überlegen, was für Ihr Kind passend ist.

Auch wenn Ihr Kind nicht sehr viel Unterstützung wünscht, ist es in jedem Fall sinnvoll, wenn Sie zumindest kurz vor Abschluss eines Arbeitsblattes Ihre Eindrücke beisteuern, denn Außenstehende bemerken häufig Punkte, die den Betroffenen selbst gar nicht mehr auffallen. Beispielsweise wissen Außenstehende oft sehr genau, wann Zwänge besonders stark ausgeprägt sind und wann eher nicht so stark.

Mithilfe bei den Übungen → Hier gibt es viele Möglichkeiten zu helfen, und auch hier kann Ihr Beitrag unterschiedlich groß sein. Im Vorfeld können Sie sich an der Erarbeitung der Übungen beteiligen und bei der konkreten Planung, wann und wie oft welche Übungen gemacht werden sollen. Achten Sie darauf, dass sich Ihr Kind nicht überfordert, andererseits aber auch konsequent und häufig übt. Sonst besteht die Gefahr, dass die Übungen nicht so recht wirken. Wichtig ist immer, dass das Kind einverstanden ist mit dem entsprechenden Plan.

Sie können auch direkt bei den Übungen helfen. Allein schon Ihre Anwesenheit kann eine große Unterstützung für Ihr Kind sein. Vorher sollten Sie den genauen Ablauf mit Ihrem Kind besprechen. Sie sollten sicherstellen, dass Sie beide bei der Übung nicht gestört werden. Außerdem sollten Sie genügend Zeit einplanen. Zwei Stunden sind sinnvoll. Während der Übung fragen Sie Ihr Kind alle zwei Minuten, wie hoch der Wert von 0 bis 10 ist, und notieren diesen Wert auf dem Protokoll (Arbeitsblatt 3 – 3). Fragen Sie außerdem, wie es sich fühlt, was ihm für Gedanken durch den Kopf gehen und welche Körperreaktionen es bemerkt. Dadurch unterstützen Sie seine Selbstbeobachtung im Hinblick auf die mit der Zeit nachlassenden Ängste oder anderen unangenehmen Gefühle. Loben Sie Ihr Kind immer wieder für Fortschritte. Achten Sie dabei auch auf kleine Fortschritte und erkennen Sie diese an. Machen Sie Ihrem Kind zwischendurch immer wieder einmal Mut, Sie stärken dadurch seine Entschlossenheit, durchzuhalten.

Kurze Nachfragen und Ermutigungen sind sinnvoll und unterstützen Ihr Kind bei den Übungen. Lange Gespräche sind bei den Übungen hingegen nicht gut, denn sie lenken von den Übungen ab. Achten Sie insbesondere darauf, dass Sie nicht ins Diskutieren kommen und keine Beruhigungen geben. Beantworten Sie außerdem möglichst keine zwanghaften Fragen, die Sie daran erkennen können, dass sie immer wieder kommen. Beenden Sie diese Art von Gesprächen, indem Sie Ihrem Kind freundlich sagen, dass Sie da nicht weiter drüber sprechen möchten, weil Sie damit den Zwang stärken. Und das wollen Sie ja beide nicht.

Die Übung ist beendet, wenn die unangenehmen Gefühle um etwa die Hälfte gesunken sind. Ein Wert von 0 ist unrealistisch, besonders am Anfang, aber auch gar nicht notwendig. Nach der Übung sprechen Sie mit Ihrem Kind darüber, wie es war und wie es ihm jetzt geht. Drücken Sie auch hier wieder Ihr

Lob und Ihre Freude aus. Achten Sie mit darauf, dass Ihr Kind sich belohnt. Besonders die jüngeren Kinder sind froh, Sie bei den Übungen dabeizuhaben. Allein würden sie sich überfordert fühlen. Ältere Kinder möchten oft lieber allein üben. Wenn Ihr Kind sich fürs Allein-Üben entscheidet, dann sollten Sie dies akzeptieren. Es hat Vorteile, wenn Ihr Kind von Anfang an merkt, dass es die Übungen allein schafft. Das stärkt sein Selbstvertrauen. Sie können ihm dann durch eine gemeinsame Nachbesprechung und bei der Planung nachfolgender Übungen helfen.

Wenn Sie Ihr Kind bei den Übungen begleiten, achten Sie darauf, dass Ihr Kind die Übungen mit der Zeit allein durchführt. Eltern oder andere Begleiter vermitteln in der Regel Sicherheit, d. h., die Angst steigt nicht so hoch, da ja jemand anderes dabei ist, der die Verantwortung übernimmt. Das Ziel ist aber natürlich, dass das Kind selbstständig wird.

Wenn die Übungen nicht so gut klappen → Übungen gegen den Zwang sind sehr anstrengend und fordern Ihr Kind sehr. Es ist ganz normal, dass sie trotz aller Bemühungen nicht immer wie gewünscht gelingen. Das ist dann weder die Schuld Ihres Kindes noch Ihre Schuld. Wenn Ihr Kind z. B. schon im Vorfeld Zweifel hat, ob es die Übung wohl schaffen wird, dann machen Sie ihm Mut, indem Sie ihm die Dinge in Erinnerung rufen, die es schon geschafft hat. Wenn Ihr Kind die Übungen vorzeitig beenden möchte, so rufen Sie ihm einfühlsam und anspornend seine Übungsziele in Erinnerung. Sie können ihm auch nochmals vor Augen führen, warum es sich langfristig lohnt, durchzuhalten. Auch an die in Aussicht stehenden Belohnungen können Sie erinnern. Damit motivieren Sie Ihr Kind, die aktuellen kurzfristigen Belastungen auszuhalten. Wenn Ihr Kind nicht alles schafft, was es sich vorgenommen hat, oder die Übungen nicht wie abgesprochen durchführt, schimpfen Sie nicht. Machen Sie auch nicht zu viel Druck, dass Ihr Kind die Übungen wie ursprünglich abgesprochen durchführen soll. Manchmal geht es einfach nicht. Jeder hat mal schlechte Tage und nicht immer läuft alles gleich gut. Akzeptieren Sie dies und vermitteln Sie dies auch Ihrem Kind, damit es nicht zu sehr entmutigt wird. Überlegen Sie, was ein Teilerfolg war, und loben Sie Ihr Kind dafür, dass es diesen erreicht hat. Ermutigen Sie Ihr Kind, die Übung zusammen mit Ihnen möglichst bald, z. B. am nächsten Tag, erneut in Angriff zu nehmen. Dann klappt es sicher besser.

4.4 Noch mal das Wichtigste

Eltern und andere Vertrauenspersonen können Dich auf vielerlei Art und Weise bei der Vertreibung des Zwangsmonsters unterstützen. Sie können Dir Liebe und Rückhalt geben, Dich ermutigen oder auch trösten. Sie können helfen, indem sie Nein zu den Forderungen des Zwangsmonsters sagen. Außerdem können sie bei der Planung und der Durchführung Deiner Übungen mitmachen. Wichtig ist immer, dass Ihr alles vorher gut besprecht und Euch einig seid, damit alle an einem Strang ziehen. Dann könnt Ihr Euch auch bei jedem Etappenziel gemeinsam freuen und gemeinsam etwas unternehmen, was Ihr als Belohnung verabredet habt.

5 Häufige Fragen zum Zwang

5.1 Fragen von Kindern und Jugendlichen

Bin ich verrückt?

Nein, Du bist nicht verrückt. Du hast eine ernst zu nehmende Krankheit, die sehr belastend ist und manchmal auch andere Probleme mit sich bringt. Und damit bist Du nicht alleine: Man geht davon aus, dass bis zu 20 Prozent aller Kinder und Jugendlichen, d. h. jeder Fünfte, unter psychischen Auffälligkeiten leidet. Und von 100 Kindern und Jugendlichen leiden in der Regel zwei bis drei unter Zwängen. Die Zwangsstörung ist also eine ziemlich häufige Krankheit.

Wieso habe ich einen Zwang und meine Geschwister nicht?

Viele Jugendliche fragen sich, warum ihre Geschwister keinen Zwang entwickelt haben, obwohl sie doch ähnliche genetische Voraussetzungen haben. Aber Vererbung spielt eben nur bei einem Teil der Betroffenen eine Rolle und reicht als Erklärung nicht aus. Wie wir in Kapitel 1 erläutert haben, müssen immer verschiedene Einflüsse zusammenkommen, damit ein Zwang entsteht. Wenn Du Dich mit Deinen Geschwistern genauer vergleichst, merkst Du, dass Ihr doch unterschiedlich seid: Der eine ist vielleicht ängstlicher, der andere Neuem gegenüber aufgeschlossener. Der eine lässt sich durch nichts aus der Ruhe bringen, der andere reagiert auf Veränderungen irritiert usw. Außerdem habt Ihr bestimmt unterschiedliche Erfahrungen gemacht. Vielleicht hat der eine sich immer wohl in seiner Klasse gefühlt und hat viele Freunde. Der andere ist vielleicht schüchterner oder hat einfach in seiner Klasse eher negative Erfahrungen gemacht. Hinzu kommen vielleicht Schicksalsschläge, z. B. eine schwere Krankheit, der Umzug der besten Freundin oder ein anderer schwerer Verlust. Schau Dir noch mal das Arbeitsblatt 1 – 3 an. Dort kannst Du die Puzzleteile zusammentragen, die vermutlich in der Entwicklung Deiner Zwangsstörung eine Rolle gespielt haben. Dabei wirst Du feststellen, dass Deine Geschwister ein etwas anderes Puzzle legen würden als Du.

Soll ich es meinen Freunden sagen? Und wenn ja, wie?

Viele Betroffene verheimlichen ihren Zwang oder vertuschen ihre Zwangshandlungen. Sie tun z. B. so, als hätten sie etwas vergessen, wenn sie einen Weg noch mal gehen müssen, oder sie schaffen es, den Zwang aufzuschieben, wenn andere dabei sind. Dadurch wird der Druck aber größer und bei den meisten wird der Zwang stärker, wenn sie unter Druck stehen. Du solltest Dir also überlegen, ob es Dich nicht doch entlasten würde, wenn Du die engsten Freunde einweihst. Wichtig ist, dass es sich um echte Freunde handelt, denen Du vertrauen kannst und die diese Information für sich behalten können. Am besten suchst Du Dir für dieses Gespräch einen ruhigen Moment unter vier Augen. Dann versuche Deinem Freund oder Deiner Freundin zu erklären, was Du machen musst und welche Ängste dahinterstehen. Oft fühlt man sich erleichtert, wenn man mit jemandem darüber gesprochen hat. Und es kommt gar nicht so selten vor, dass man hört, dass die anderen so etwas auch kennen, in abgeschwächter Form: dass sie z. B. nicht auf Fugen treten oder zu Hause die Türen mehrmals kontrollieren.

Wie wirkt sich Kiffen auf den Zwang aus?

Es gibt unterschiedliche Meinungen dazu, ob der Zwang durch das Kiffen verstärkt oder eher geschwächt wird. Grundsätzlich ist es schlauer, die Finger von Drogen zu lassen, da die Langzeitfolgen nicht abzusehen sind. Menschen, die sowieso schon eine Anfälligkeit für psychische Störungen haben, sollten besonders vorsichtig mit dem Konsum von Drogen sein, weil die Entwicklung einer psychischen Krankheit dadurch gefördert werden könnte.

Können Zwänge auch von Methylphenidat kommen?

Methylphenidat ist ein Medikament mit anregender Wirkung, das im Zusammenhang mit ADHS (Aufmerksamkeitsdefizit-Hyperaktivitätsstörung) verschrieben wird. Es wird unter den Handelsnamen Ritalin®, Medikinet®, Equasym® oder Concerta® verkauft. Wenn jemand dieses Medikament nehmen muss, kann es unter Umständen auch zu Zwangssymptomen kommen. Nach Absetzen des Medikaments sollten die Zwänge aber wieder verschwinden. Falls Du also dieses Medikament nimmst und seitdem unter Zwangssymptomen leidest, solltest Du dringend mit Deinem Arzt darüber sprechen, damit er Dir ein anderes Medikament verschreiben kann. Wenn die Zwänge nach dem Absetzen weggehen, waren sie vermutlich nur eine Nebenwirkung des Medikaments. Wenn die Zwänge aber bleiben, obwohl Du das Medikament nicht mehr einnimmst, handelt es sich vermutlich um eine Zwangsstörung, die unabhängig von dem Medikament entstanden ist.

Was ist, wenn ich einen Rückfall habe?

Rückfälle sind ganz normal. Jeder, der etwas gegen seine Zwänge unternimmt, kennt sie. Leonie haben die Übungen zu Anfang sehr gut geholfen.

LEONIE »Ich habe es z. B. in der Schule geschafft, die Türklinken anzufassen, ohne direkt meine Hände waschen zu müssen, und ich konnte auch wieder ins Kino gehen und im Restaurant essen. Aber dann habe ich in den Nachrichten gehört, dass die Grippe im Umlauf ist, und da wurde alles wieder viel schlimmer. Auf einmal musste ich wieder stundenlang meine Hände waschen und konnte nichts mehr anfassen.« ×

Was Leonie beschreibt, ist ganz typisch: Durch die Übungen werden die Zwangssymptome weniger und man schafft es, sich wieder Freiräume zu erobern, das heißt, man kann wieder am normalen Leben teilnehmen. Doch dann passiert etwas Unvorhergesehenes und die Zwänge werden wieder stärker. Das muss nicht immer eine neue Bedrohung oder Krankheit wie bei Leonie sein, manchmal sind es auch anstrengende Lebensphasen, wenn z. B. in der Schule gerade viele Arbeiten geschrieben werden oder man Krach mit den Freundinnen hat. Das Zwangsmonster hat dann wieder bessere Bedingungen, um seine Macht auszuüben. Den Betroffenen fällt es schwerer, sich gegen die Sprüche des Monsters zu wehren, da es ihnen gerade eh nicht so gut geht. Aber diese Rückfälle sind ganz normal und bedeuten auf keinen Fall, dass die Übungen sinnlos sind. Wann immer man im Leben etwas lernt, gibt es auch Rückschläge. Beobachte mal kleine Kinder, die gerade laufen lernen. Immer wieder purzeln sie auf ihr kleines Hinterteil, schauen dann verdutzt, aber nach einem Moment rappeln sie sich wieder hoch und laufen die nächsten Schritte. Sie machen es richtig, sie lassen sich von Rückfällen nicht unterkriegen. Wie sagte doch immer Leonies kluge Tante Eugenia: »Hinfallen macht nichts, nur Sitzenbleiben ist blöd.« Und recht hat sie damit!

Wenn Du also bei Dir einen Rückfall bemerkst, ist es sinnvoll, zu überlegen, was dazu geführt hat. Gibt es momentan Belastungen, die auf Deine Stimmung drücken, oder hattest Du in den letzten Wochen weniger Zeit, Deine Übungen zu machen? Vielleicht kannst Du mithilfe Deiner Eltern oder einer anderen Vertrauensperson überlegen, was Du tun kannst, um den Stress zu reduzieren. Das könnte zum Beispiel bedeuten, einen Lernplan aufzustellen, der Dir das Lernen für die Schule leichter macht, oder ein Gespräch mit Deinen Freundinnen suchen, falls es Streit mit ihnen gibt. Überlege auch mit Deiner Familie, was sie tun kann, um Dich zu unterstützen.

Was mache ich, wenn es nicht besser wird?

Wenn Du die Übungen aus diesem Buch ausprobiert hast, der Zwang aber nicht schwächer wird, solltest Du Deine Übungen noch einmal genau anschauen. Hast Du Dich wirklich auf die Exposition eingelassen oder hast Du Dir in Deinen Gedanken heimlich eine Hintertür offen gehalten? Da die Übungen sehr anstrengend sind und die Gefühle schwer auszuhalten, verwenden viele Betroffene Vermeidungsstrategien. Sie denken während der Übung z. B., dass sie die Dinge, die sie angefasst haben, später eh wegwerfen, oder sie schieben die Zwangshandlung nur auf.

LEONIE »Am Anfang habe ich mir bei den Übungen mit der Türklinke gesagt, dass ich dann eben abends duschen werde und bis dahin nichts berühre, was mir wichtig ist. Aber meine Mutter hat mich dann ein paarmal dabei erwischt und mir klargemacht, dass es genau darum geht, diese Angst eben auszuhalten, damit die Gewöhnung eintritt.«

Außerdem solltest Du Dir noch mal Deinen Übungsplan angucken und überprüfen, ob Du oft genug und konsequent genug geübt hast. Sei geduldig, gib Dir Zeit. Klar ist der Zwang hartnäckig, ihm geht es ja gut bei Dir. Er versucht mit allem Nachdruck, zu bleiben. Deshalb ist es so wichtig, dass Du täglich übst.

Wenn Du aber zu dem Schluss kommst, dass Du richtig und lange genug geübt hast, kann es sinnvoll sein, dass Du Dir Hilfe bei einem Therapeuten oder einer Therapeutin suchst. Experten können aufgrund ihrer Erfahrungen mit anderen Kindern und Jugendlichen oft besser verstehen, woher der Zwang kommt und warum er bei Dir so hartnäckig ist, und sie können Dich bei den Übungen unterstützen. Sie können sogar dabei sein und darauf achten, dass Du die Übungen genauso machst, wie sie gedacht sind.

Der Therapeut oder die Therapeutin wird auch noch mal das Augenmerk darauf legen, was der Zwang Dir verspricht und wieso sein Angebot kurzfristig oft sinnvoll erscheint. Vielleicht stellt sich heraus, dass es sinnvoller ist, erst mal an diesen Themen zu arbeiten, ehe Ihr mit den Expositionsübungen weitermacht. Manche Kinder oder Jugendliche lernen dann in der Therapie, wie sie die Dinge, die zur Entstehung des Zwangs beigetragen haben und die veränderbar sind, verändern können.

Ihr erinnert Euch an Jan aus Kapitel 1? Etwas, das zur Entwicklung seiner

Kontrollzwänge beigetragen hat, war sicherlich, dass sein Vater ihm beigebracht hat, dass es wichtig ist, gute Noten in der Schule zu haben und alles richtig zu machen. In der Therapie mussten sowohl Jan als auch sein Vater lernen, diesen Leistungsanspruch herunterzuschrauben und zu akzeptieren, dass man auch Fehler machen darf. Erst danach verlor das Zwangsmonster allmählich seine Macht und Jan schaffte es, die Expositionsübungen auszuhalten.

Gehen die Zwänge ganz weg?

Diese Frage ist natürlich für alle Betroffenen sehr wichtig. Klar ist, dass es nicht gut ist, gar nichts gegen die Zwänge zu machen. Von allein gehen die Zwänge nur bei wenigen Menschen weg. Wenn man etwas gegen die Zwänge tut, sind die Aussichten viel besser! Bei vielen gehen die Zwänge sogar ganz weg, das dauert aber meistens eine Weile. Deshalb ist es wichtig, dass Du geduldig bist.

Bei anderen bleiben »Zwangsreste«. Aber auch dann sind die Freiräume ja größer und man hat Zeit für Dinge, die einem Spaß machen und wichtig sind, z. B. Freunde zu treffen, den Hobbys nachzugehen, vielleicht auch wieder mehr für die Schule zu tun, weil man ein bestimmtes Ausbildungsziel hat. Untersuchungen haben gezeigt, dass die meisten Zwangskranken eine Restsymptomatik von 20 Prozent akzeptabel finden. Das heißt, wenn noch ein Fünftel der Zwänge übrig bleiben, können sie damit ganz gut und zufrieden leben.

5.2 Fragen von Eltern

Habe ich etwas falsch gemacht?

Viele Eltern stellen sich diese Frage und haben große Schuldgefühle. Sie befürchten, dass sie in der Erziehung etwas falsch gemacht haben und ihr Kind dadurch Zwänge bekommen hat. Das stimmt so nicht! Man weiß heute, dass es niemals nur eine Ursache für eine psychische Störung gibt. Es müssen verschiedene Faktoren zusammenkommen (vgl. Kapitel 1), damit ein Mensch eine Zwangsstörung entwickelt, und die familiären Einflüsse sind nur ein Teil davon. Es macht aber Sinn, hinzugucken und zu überlegen, was man selbst dazu beigetragen haben könnte, dass der Zwang sich so ausgebreitet hat. Und das gar nicht unter dem Schuldaspekt, sondern im Hinblick darauf, was man verändern kann. Denn hier liegt eine große Chance, zum Gelingen der Therapie beizutragen. Mithilfe der Übungen kann Ihr Kind lernen, die Ängste oder andere unangenehme Gefühle auszuhalten und den Zwangsgedanken und -handlungen Widerstand zu leisten. Damit dauerhafte Erfolge eintreten können, sollten andere Belastungen reduziert werden. Dazu gehören u. a. abwertende Äußerungen, familiäre Konflikte, übertriebene Leistungsansprüche und schulische Überforderungen.

Was mache ich, wenn mein Kind aggressiv wird, wenn ich mich weigere, ihm bei der Zwangshandlung zu helfen?

Diese Problematik kennen viele Eltern. In der Regel tun Eltern alles, um ihrem zwangskranken Kind das Leben zu erleichtern. Sie halten sich an die Regeln, die ihr Kind bzw. das Zwangsmonster aufgestellt hat, geben Rückversicherungen oder helfen bei der Ausführung von Zwangshandlungen. Manchmal kommen aber auch Eltern an ihre Grenzen, sind genervt und hören auf einmal auf, das Kind bei seinen Zwangshandlungen zu unterstützen, weil sie verstanden haben, dass ihre Unterstützung den Zwang nur aufrechterhält. Die Kinder geraten dann unter Anspannung und reagieren verzweifelt, wütend und eben auch aggressiv.

Verstehen Sie diese extremen Reaktionen als Teil der Zwangserkrankung und nicht als böse Absicht. Machen Sie Ihrem Kind dennoch klar, dass Sie aggressives Verhalten nicht dulden. Wenn Sie auf einmal aufhören, die Zwangshandlungen zu unterstützen, kann der Schritt zu groß oder zu plötzlich sein, sodass Ihr Kind überfordert ist. Dann ist es sinnvoll, einen Schritt zurückzugehen und gemeinsam mit Ihrem Kind zu überlegen, in welchem Bereich Sie Ihre Unterstützung aufgeben wollen. Vielleicht vereinbaren Sie zunächst, dass Sie nicht mehr fünfmal auf die Bitte um Rückversicherung eingehen, sondern nur noch dreimal. Oder Sie einigen sich auf bestimmte Zonen oder Räume in Ihrem Zuhause, in denen Sie sich nicht mehr an die Regeln des Zwangs halten werden. Gehen Sie kleinschrittig vor und erklären Sie Ihrem Kind noch einmal, warum es nicht sinnvoll ist, dass Sie die Zwänge unterstützen. Sollte Ihr Kind dann immer noch aggressiv reagieren, wenn Sie ihm in einer konkreten Situation nicht helfen, sagen Sie laut und deutlich »Stopp!« und verlassen Sie den Raum bzw. die Situation, um ihm die Aufmerksamkeit für sein Verhalten zu entziehen. Wenn die Gemüter sich beruhigt haben, können Sie die Situation nachbesprechen und vereinbaren, wie Sie sich in

Zukunft in solchen Momenten verhalten wollen (vgl. Kap. 4). Schreiben Sie Ihre Vereinbarung auf und zeigen Sie Ihrem Kind den Zettel, wenn es wieder einmal ausrastet. Bleiben Sie ruhig, aber konsequent und werden Sie niemals selbst handgreiflich.

Was mache ich, wenn mein Kind die Übungen gegen die Zwänge nicht macht?

Wenn Ihr Kind die Übungen immer wieder vergisst, sollten Sie mit Ihrem Kind regelmäßige Zeiten vereinbaren, wann die Übungen durchgeführt werden. Unterstützen Sie Ihr Kind dabei, indem Sie es daran erinnern und die Übungen anfangs begleiten. Wenn Ihr Kind sich weigert, die Übung durchzuführen, erinnern Sie es daran, warum es die Übungen macht. Es ist hilfreich, vorher eine Pro-und-Kontra-Liste anzulegen, in der steht, was daran gut ist, wenn der Zwang weggeht, und was daran schlecht ist. Wenn Ihr Kind ein Motivationstief hat, können Sie diese Liste noch einmal gemeinsam durchgehen. Manchmal ist die Motivation so unklar, dass es Sinn macht, einen Punkteplan einzuführen. In diesem Fall würde man vereinbaren, welche Belohnungen es für welche Übungen gibt. Als Belohnung sollten Sie nicht nur materielle Dinge auswählen, sondern lieber gemeinsame Aktivitäten (Spiel spielen, vorlesen, schwimmen gehen u. a.) oder Privilegien (länger aufbleiben, Übernachtungsbesuch, Lieblingsessen wünschen). Sie können dann eine Tabelle führen, in die jede durchgeführte Übung und die dafür erhaltenen Punkte eingetragen werden. Ihr Kind kann dann die gesammelten Punkte gegen Belohnungen eintauschen.

Was mache ich, wenn mein Kind nicht einsieht, dass es Hilfe braucht?

Die meisten Betroffenen stehen einer Behandlung ihrer Zwänge ambivalent gegenüber. Sie haben einen hohen Leidensdruck, da die Ausführung der Zwänge viel Zeit in Anspruch nimmt und unangenehm ist, außerdem können sie an vielen Dingen nicht mehr teilnehmen. Gleichzeitig halten sie jedoch an den Inhalten ihrer Zwangsgedanken fest. Sie sehen zwar das Übertriebene ihres Verhaltens, halten aber die Gefahr für real. Aus diesem Grund ist auch ihre Motivation oft schwankend.

Es gibt verschiedene Möglichkeiten, wie Sie Ihr Kind motivieren können, sich auf eine Behandlung einzulassen. So hilft es, wenn Sie sich mit Ihrem Kind überlegen, was passieren wird, wenn die Zwänge mehr und mehr Raum einnehmen. Malen Sie sich ruhig gemeinsam aus, wie Ihr Kind in der Schule immer schlechter wird und immer weniger mit Freunden unternehmen wird. Stellen Sie sich vor, wie Ihr Familienleben aussehen wird und was für Konsequenzen die Zwänge für alle Familienmitglieder haben. Umgekehrt überlegen Sie gemeinsam auch, was Ihr Kind wieder machen kann, wenn die Zwänge zurückgehen. Gehen Sie einmal gemeinsam einen Tagesablauf durch und überlegen Sie genau, was alles anders wäre, wenn der Zwang weg wäre. Häufig wird dann erst klar, an wie vielen Stellen die Kinder sich durch den Zwang eingeschränkt fühlen. Eine weitere Maßnahme könnte ein Besuch einer Selbsthilfegruppe für Angehörige sein. In der Fachliteratur und im Internet (vgl. Kapitel 6) finden Sie Beschreibungen von Leidenswegen und Erfolgsgeschichten von Betroffenen oder deren Angehörigen. Oft hilft es, zu hören, wie es anderen ergangen ist.

Wenn Ihr Kind wenig Motivation hat, die Übungen durchzuführen, da sie unangenehm und anstrengend sind, können Sie über Punktepläne (s. o.) einen äußeren Anreiz schaffen. Wenn Jugendliche keine Einsicht haben, ist es schwierig, sie gegen ihren Willen zu einer Therapie zu zwingen. Es lohnt sich dennoch, einen Versuch zu unternehmen und sie einer ambulanten Therapeutin vorzustellen. In schweren Fällen sollten jugendliche Betroffene in einer Klinik vorgestellt werden, um dort eine stationäre Behandlung einzuleiten.

In unserer Familie sind alle nur noch auf meine ältere Tochter konzentriert, die einen Zwang hat. Wie werde ich den jüngeren Geschwistern gerecht?

Die meisten Eltern geben sich viel Mühe, ihr Sorgenkind zu unterstützen und zu entlasten, sehen aber auch, wie der Zwang die ganze Familie beherrscht. Die Eltern haben oft ein schlechtes Gewissen ihren anderen Kindern gegenüber und befürchten, dass diese zu kurz kommen könnten. Das ist schwer auszuhalten, aber ganz normal. Wann immer es ein Sorgenkind in einer Familie gibt, haben die Eltern weniger Zeit für die anderen Kinder. Das ist bei Behinderungen oder Schulproblemen genauso wie bei Zwängen.

Mit etwas Mühe können Sie als Eltern dennoch versuchen, ein halbwegs normales Familienleben aufrechtzuerhalten: Achten Sie darauf, dass der Zwang Ihre Familie nicht beherrscht. Schaffen Sie zwangsfreie Zeiten oder Zonen. Besprechen Sie mit Ihrem betroffenen Kind, dass es Zeiten gibt, in denen die Familie nicht über den Zwang redet. Das kann z. B. bei den Mahlzeiten sein, beim gemeinsamen Spieleabend oder im Auto. Wenn die Geschwisterkinder alt genug sind, können Sie ihnen erklären, was eine Zwangserkrankung ist und welche Auswirkungen sie haben kann. Versuchen Sie, mit Ihren anderen

Kindern hin und wieder Zeit allein zu verbringen. So können Sie zeigen, dass Sie auch ein Ohr für ihre Sorgen und Nöte haben, oder auch eine unbelastete Zeit gemeinsam verbringen. Auf diese Weise beugen Sie Eifersucht und Geschwisterrivalität vor.

Wie gehe ich mit den ständigen Fragen um? Wie oft soll ich meinem Sohn denn sagen, dass er nicht sterben wird?

Die Frage dieser Mutter betrifft die Rückversicherungen, die zwangskranke Menschen häufig einfordern. Sie leiden unter zwanghaftem Zweifeln, ob sie alles richtig gemacht haben, haben Angst, dass sie selbst oder andere zu Schaden kommen oder ein Unglück eintrifft. Wenn Sie als Elternteil Ihrem Kind diese Rückversicherung geben, werden Sie Ihr Kind kurzfristig beruhigen. Aber wie Sie sicherlich schon gemerkt haben, reicht eine Rückversicherung meist nicht aus; die Betroffenen fragen immer wieder. Das ist für die Eltern sehr anstrengend und kann zu Gereiztheit und Streit führen. Gleichzeitig helfen Rückversicherungen Ihrem Kind ja immer nur kurzzeitig und verhindern, dass es lernt, die Unsicherheit auszuhalten. Wie bei anderen Vermeidungsstrategien ist es nicht hilfreich, wenn Sie Ihrem zwangskranken Kind die eingeforderte Rückversicherung immer wieder geben, denn schließlich wird der Zwang so aufrechterhalten. Vielmehr ist es sinnvoll, diese Rückversicherungen schrittweise zurückzufahren, bis Sie Ihrem Kind nur noch einmal antworten und danach nicht mehr. Bleiben Sie unbedingt konsequent, sonst wird Ihr Kind es immer wieder versuchen.

Vielleicht überlegen Sie mit ihm Strategien, wie es sich erst mal ablenken kann, wenn der Druck, Sie zu fragen, zu groß wird. Spielen Sie mit ihm, lesen Sie ihm etwas vor, unternehmen Sie etwas gemeinsam, aber beantworten Sie seine Fragen nicht mehr.

Wenn Sie durch die Fragen sehr genervt sind und am liebsten antworten möchten, um Ihre Ruhe zu haben, denken Sie daran, dass Sie Ihrem Kind damit nur eine kurzzeitige Entlastung verschaffen. Vergegenwärtigen Sie sich, dass das Fragen ein Aspekt der Erkrankung Ihres Kindes ist. Bleiben Sie freundlich, aber bestimmt und berufen Sie sich immer wieder auf Ihre gemeinsame Vereinbarung, die Sie am besten schriftlich festhalten.

Gibt es eine hundertprozentige Sicherheit, dass das Unglück nicht eintritt?

Leider nicht, es gehört zum Leben dazu, dass ein Restrisiko bleibt. Es gilt zu lernen, mit dem Restrisiko zu leben. Deshalb sollten Sie als Eltern Ihrem

Kind auch nicht versichern, dass das befürchtete Unglück garantiert nicht eintritt, sondern sagen, dass es unwahrscheinlich ist.

Ich bin mir nicht sicher, ob mein Kind eine Zwangserkrankung hat. Was kann ich tun?

Falls Sie den Eindruck haben, dass Ihr Kind unter einer Zwangsstörung leidet, können Sie Ihre Beobachtungen mit der Checkliste in Kapitel 1 (Arbeitsblatt 1 – 1) vergleichen. Sollten die Beschreibungen zum Verhalten Ihres Kindes passen, könnte dies ein wichtiger Hinweis auf eine Zwangserkrankung sein. Die Diagnose sollte jedoch eine Kinder- und Jugendlichenpsychotherapeutin oder eine Psychiaterin stellen. Dafür muss die Ärztin oder Therapeutin Ihr Kind persönlich kennenlernen. Sprechen Sie mit Ihrem Kind offen über Ihre Vermutung. Oft empfinden die Betroffenen es als entlastend, wenn sie mit jemandem über ihre Zwänge sprechen können. Es kann aber auch sein, dass Ihr Kind sein Verhalten bagatellisiert. Manchmal machen Kinder das aus Scham, manchmal weil sie sich Normalität wünschen oder weil für sie selbst ihr Verhalten Sinn ergibt.

Wenn Ihr Kind im Jugendalter ist, gibt es typische entwicklungsbedingte Konflikte. Oft haben Jugendliche starke Unabhängigkeitsbestrebungen ihren Eltern gegenüber, geraten durch ihre Krankheit aber in neue Abhängigkeit. Eigentlich möchten sie schon unabhängig und erwachsen sein, andererseits sind sie durch die Zwänge in ihrer Autonomie behindert und brauchen Unterstützung von außen. Wenn Ihr Kind abweisend auf Ihr Gesprächsangebot reagiert, kann es hilfreich sein, das Gespräch mit einem Arzt oder einer Psychotherapeutin zu führen, damit Sie als Eltern nicht in die Rolle des Besserwissenden kommen, die Ihr Kind vermutlich ablehnt.

Kann es sein, dass meine Tochter ihre Zwänge gelegentlich als Ausrede nutzt, um Anstrengungen zu vermeiden? Woran erkenne ich den Unterschied?

Grundsätzlich ist es hilfreich zu wissen, dass Zwänge kein Ausdruck von Faulheit, Sichdrücken oder Willensschwäche sind. Außenstehende können oft nicht verstehen, dass sich die Betroffenen nicht gegen ihre Zwänge zur Wehr setzen können.

Gerade wenn man es eilig hat, wichtige Dinge erledigt werden sollen oder eine Aufgabe ansteht, haben Eltern manchmal den Eindruck, dass ihr Kind die Zwänge einsetzt, um sich vor der Anstrengung zu drücken. Leider ist es aber genau so: Die Betroffenen können sich kaum dagegen wehren, die Zwänge auszuführen. Gleichzeitig gibt es natürlich auch zwangskranke Kinder und Jugendliche, die Anforderungen vermeiden, so wie andere Gleichaltrige auch. Wenn zum Zwang auch noch pubertätsbedingte Abgrenzungsthemen und Antriebslosigkeit hinzukommen, ist es für die Familie schwer, auseinanderzuhalten, was Zwang und was Unwille ist.

Hierzu ein Beispiel: Die Eltern des 15-jährigen Timo kamen in die Beratung, da ihr Sohn unter Wiederholungszwängen litt und alles dreimal machen musste. Um die Zwangshandlung zu vermeiden, weigerte er sich zunehmend, Aufgaben im Haushalt zu übernehmen, z. B. den Tisch decken oder Müll rausbringen. Oft verlangte er, dass seine Eltern und seine Schwester für ihn Botengänge übernehmen. Wenn er beispielsweise sein Handy in seinem Zimmer im oberen Stockwerk vergessen hatte, bat er seine Mutter, ihm das Handy zu holen. Wenn sie sich weigerte, gab es Streit. In der Beratung wurde mit den Eltern besprochen, dass es ganz typisch ist, dass Betroffene alle potenziellen Auslöser für Zwänge vermeiden, weil die Zwangshandlungen so quälend sind. Timos Eltern wurden aber auch darüber informiert, dass das Vermeidungsverhalten die Aufrechterhaltung und Ausbreitung der Zwänge begünstigt. Schließlich konnte in einem gemeinsamen Gespräch mit Timo und seinen Eltern besprochen werden, welche Tätigkeiten er trotz Zwangserkrankung übernehmen kann und wie wichtig es für die Vertreibung des Zwangs ist, dass die Eltern für ihn in Zukunft keine Botengänge mehr übernehmen. Erfreulicherweise sah Timo die Notwendigkeit einer Therapie ein und kümmerte sich um einen Therapieplatz.

Das Beispiel soll zeigen, dass es sich lohnt, als Eltern Bedenken anzusprechen. Sagen Sie Ihrem Kind, dass Sie bei allem Verständnis für seine Krankheit den Eindruck haben, dass es sich hinter den Zwängen versteckt. Fragen Sie Ihr Kind, welche Tätigkeiten wirklich aufgrund der Zwänge nicht ausgeführt werden können. Wenn Sie allein nicht weiterkommen, sollten Sie sich ruhig professionelle Unterstützung bei einer Kinder- und Jugendlichentherapeutin oder -psychiaterin suchen.

Fachgesellschaften und -portale

OCD Land → Internet: www.ocdland.com

Deutsche Gesellschaft Zwangserkrankungen e.V. (DGZ) → Internet: www.zwaenge.de, E-Mail: zwang@t-online.de

Österreichisches Portal zum Thema Zwangskrankheit → Internet: www.zwaenge.at

Schweizerische Gesellschaft für Zwangsstörungen (SGZ) → Internet: www.zwaenge.ch, E-Mail: kontakt@zwaenge.ch

Literatur

Baer, L. (2007): Alles unter Kontrolle. Zwangsgedanken und Zwangshandlungen überwinden. Bern: Verlag Hans Huber.

Fricke, S. (2025): Therapie-Tools Zwangsstörungen. 3. Aufl. Weinheim: Beltz.

Fricke, S.; Hand, I. (2025): Zwangsstörungen verstehen und bewältigen. Hilfe zur Selbsthilfe. 10. Aufl. Köln: Balance buch + medien verlag.

Jahn, I. (2025): Zwangsland: Leben mit Ängsten, Unsicherheiten und Zweifeln. Köln: Psychiatrie Verlag.

Lakatos, A. & Reinecker, H. (2017): Kognitive Verhaltenstherapie bei Zwangsstörungen. 4. Aufl. Ein Therapiemanual. Göttingen: Hogrefe.

Moritz, S. & Hauschildt, M. (2016): Erfolgreich gegen Zwangsstörungen. Metakognitives Training. 3. Aufl. Berlin und Heidelberg.: Springer.

Rufer, M. & Fricke, S. (2023): Der Zwang in meiner Nähe. Rat und Hilfe für Angehörige von zwangskranken Menschen. 3. Aufl. Bern: Hogrefe.

Schmidt-Traub, S. (2021): Zwänge bei Kindern und Jugendlichen. 3. Aufl. Ein Ratgeber für Kinder und Jugendliche, Eltern und Therapeuten. Göttingen: Hogrefe.

Wewetzer, G. & Wewetzer, C. (2017): Therapie-Tools Zwangsstörungen im Kindes- und Jugendalter Weinheim: Beltz.

Goletz, Roessner, V. (2020): Ratgeber Zwangsstörungen: Informationen für Betroffene, Eltern, Lehrer und Erzieher. Göttingen: Hogrefe.

Arbeitsblatt 1 - 1 Meine eigenen Zwangssymptome

(in Anlehnung an Baer 2007)

Du wirst auf den folgenden Seiten verschiedene Zwangsgedanken und Zwangshandlungen finden. Kreuze diejenigen Symptome an, die Du in den letzten sieben Tagen an Dir beobachtet hast. Bitte überlege dann, welche Symptome im Moment im Vordergrund stehen und markiere dann das wichtigste mit einer (1), das zweitwichtigste mit einer (2) und das drittwichtigste mit einer (3). Ein Stern (*) bedeutet, dass das betreffende Symptom ein Zwangssymptom sein kann, aber nicht muss.

ZWANGSGEDANKEN

Zwangsgedanken mit aggressivem Inhalt

☐ Ich habe Angst, ich könnte mir Schaden zufügen.
Angst, mit Messer und Gabel zu essen; Angst, mit scharfen Gegenständen zu hantieren; Angst, an Glasscheiben vorbeizugehen.

☐ Ich habe Angst, ich könnte anderen Schaden zufügen.
Angst, das Essen anderer Leute zu vergiften; Angst, Babys zu verletzen; Angst, jemanden vor den Zug zu stoßen; Angst, die Gefühle eines anderen zu verletzen; Angst, sich schuldig zu machen, weil man bei einer Katastrophe keine Hilfe leistet; Angst, jemandem durch einen schlechten Ratschlag zu schaden.

☐ Ich habe gewalttätige oder grauenvolle Bilder im Kopf.
Vorstellungen von Gewaltverbrechen, Körpern mit abgetrennten Gliedmaßen oder anderen entsetzlichen Szenen.

☐ Ich habe Angst, obszöne oder beleidigende Dinge zu sagen.
Angst, in öffentlichen Situationen, z. B. in der Kirche, Obszönitäten auszustoßen; Angst, unanständige Wörter oder Sätze zu schreiben.

☐ Ich habe Angst, ich könnte etwas anderes Peinliches tun.
Angst, sich vor anderen zu blamieren.

☐ Ich habe Angst, ich könnte einem ungewollten Impuls folgen.
Angst, an einen Baum zu fahren; Angst, jemanden zu überfahren; Angst, mit einem Messer auf einen Freund einzustechen.

- [ ] Ich habe Angst, ich könnte zum Dieb werden.
  Angst, die Kassiererin im Laden zu betrügen; Angst, wertlose Dinge aus einem Geschäft zu stehlen.
- [ ] Ich habe Angst, ich könnte anderen aus Unvorsichtigkeit Schaden zufügen.
  Angst, einen Unfall zu verursachen, ohne es zu bemerken.
- [ ] Ich habe Angst, ich könnte daran schuld sein, dass sich irgendetwas anderes Furchtbares ereignet.
  Angst, beim Verlassen des Hauses nicht sorgfältig genug alles zu überprüfen und dadurch ein Feuer oder einen Einbruch zu verursachen.

Zwanghafte Angst vor Verseuchung

- [ ] Der Gedanke an körperliche Ausscheidungen beunruhigt mich sehr, bzw. ich empfinde große Abscheu vor ihnen.
  Angst, sich in öffentlichen Toiletten mit Aids, Krebs oder anderen Krankheiten zu infizieren; Angst vor dem eigenen Speichel, Urin, Kot, Samen oder Scheidenflüssigkeit.
- [ ] Ich mache mir große Sorgen über Dreck oder Bazillen.
  Angst vor Übertragung von Krankheitserregern durch Sitzen auf bestimmten Stühlen, Händeschütteln oder Berühren von Türgriffen.
- [ ] Ich habe übergroße Angst vor Umweltgiften.
  Angst vor Verseuchung durch Asbest oder Radon; Angst vor radioaktiven Stoffen; Angst vor Dingen, die aus Städten mit Giftmülldeponien kommen.
- [ ] Ich habe große Angst vor bestimmten Haushaltsreinigern.
  Angst vor giftigen Küchen- oder Sanitärreinigern, Lösungsmitteln, Insektensprays oder Terpentin.
- [ ] Ich habe große Angst davor, mit Tieren in Berührung zu kommen.
  Angst, mich über ein Insekt, einen Hund, eine Katze oder ein anderes Tier mit einer Krankheit zu infizieren.
- [ ] Klebstoffe oder andere klebrige Materialien verursachen mir großes Unbehagen.
  Angst vor Krankheitserregern oder Giften, die an Klebeflächen oder anderen klebrigen Substanzen haften könnten.
- [ ] Es macht mir große Sorgen, dass ich mich irgendwo anstecken und krank werden könnte.
  Angst, durch eine Infektion oder Verseuchung nach kürzerer oder längerer Zeit schwer zu erkranken.

☐ Ich bin besorgt darüber, dass ich andere anstecken könnte.
Angst, nach Kontakt mit giftigen Stoffen (z. B. Benzin) oder nach Berührung bestimmter Stellen des eigenen Körpers andere anzufassen oder für sie Mahlzeiten zuzubereiten.

Zwangsgedanken mit sexuellem Inhalt

☐ Ich habe verbotene oder perverse sexuelle Gedanken, Vorstellungen oder Impulse.
Belastende sexuelle Gedanken, die sich auf Fremde, Freunde oder Familienmitglieder beziehen.

☐ Ich habe sexuelle Zwangsvorstellungen, in denen Kinder oder eigene enge Verwandte (Inzest) eine Rolle spielen.
Ungewollte Gedanken, die eigenen oder andere Kinder sexuell zu belästigen.

☐ Ich habe Zwangsgedanken, die die Homosexualität betreffen.
Zweifel wie: »Bin ich homosexuell?« oder »Was, wenn ich plötzlich schwul werde?«, wenn es keine Grundlage für solche Gedanken gibt.

☐ Ich habe Zwangsgedanken, die sich um sexuelle Übergriffe gegen andere Personen drehen.
Belastende Vorstellungen über gewalttätige sexuelle Annäherungen an erwachsene Fremde, Bekannte oder Familienmitglieder.

Zwangsgedanken über das Sammeln und Aufbewahren von Gegenständen

☐ Ich habe Zwangsgedanken, die das Aufheben und Sammeln von Sachen betreffen.
Angst davor, etwas scheinbar Unwichtiges wegzuwerfen, was man in Zukunft noch einmal gebrauchen könnte; der Drang, unterwegs Gegenstände aufzuheben und wertlose Dinge zu sammeln.

Zwangsgedanken mit religiösem Inhalt

☐ Ich mache mir Sorgen, etwas tun zu können, was ein Vergehen gegen meinen Glauben darstellen würde.
Angst, gotteslästerliche Dinge zu denken oder zu sagen bzw. dafür bestraft zu werden.

☐ Ich habe übermäßig strenge Moralvorstellungen.
Die Sorge, auch wirklich immer »das Richtige« zu tun; Angst, gelogen oder jemanden betrogen zu haben.

Zwanghaftes Bedürfnis nach Symmetrie und Genauigkeit

- ☐ Ich habe Zwangsgedanken über Symmetrie und Genauigkeit.
  Die Sorge, Bücher könnten unordentlich im Regal stehen oder Zeitungen nicht ordentlich aufeinander liegen; Angst, dass die Handschrift oder angestellte Berechnungen unvollkommen sind.

Andere Zwangsgedanken

- ☐ Ich habe das Gefühl, bestimmte Dinge unbedingt wissen oder mir merken zu müssen.
  Die Überzeugung, man müsste sich bestimmte unwichtige Dinge merken wie Nummernschilder, die Namen von Schauspielern in Filmen, alte Telefonnummern oder Sprüche von Autoaufklebern oder T-Shirts.
- ☐ Ich fürchte mich davor, bestimmte Dinge zu sagen.
  Angst, bestimmte Wörter zu benutzen (z. B. die Zahl 13), da sie Unglück bringen könnten; Angst, etwas Respektloses über einen Toten zu sagen.
- ☐ Ich habe Angst davor, etwas Falsches zu sagen.
  Angst, nicht das zu sagen, was man sagen will, oder sich nicht richtig auszudrücken; Angst, Worte falsch auszusprechen.
- ☐ Ich habe Angst davor, Dinge zu verlieren.
  Angst, die Brieftasche oder unwichtige Gegenstände wie ein Stück Papier zu verlieren.
- ☐ Lästige neutrale Gedanken dringen in mein Bewusstsein ein.
  Nichtssagende, aber störende Vorstellungen, die sich einem aufdrängen.
- ☐ Ich fühle mich durch lästige und sinnlose imaginäre Geräusche, Wörter oder Musik gestört, die in mein Bewusstsein eindringen.
  Wörter, Lieder oder Geräusche, die sich nicht abstellen lassen.
- c* Bestimmte Klänge oder Geräusche stören mich.
  Sich stark durch Geräusche wie laut tickende Uhren oder Stimmen aus einem anderen Zimmer, die einen vom Schlafen abhalten, gestört fühlen.
- ☐ Ich habe Glückszahlen und Unglückszahlen.
  Gedanken, die sich um bestimmte Zahlen (z. B. die 13) drehen, und einen veranlassen, Dinge so und so oft zu tun oder mit etwas solange zu warten, bis die »richtige« Uhrzeit dafür da ist.
- ☐ Bestimmte Farben haben eine besondere Bedeutung für mich.
  Angst, Gegenstände mit einer bestimmten Farbe zu benutzen (z. B. weil Schwarz für den Tod und Rot für Blut und Verletzung steht).

☐ Ich habe abergläubische Ängste.
Angst, an Friedhöfen, Leichenwagen oder schwarzen Katzen vorbeizugehen; Angst vor »Todesboten«.

Zwangsgedanken, die um bestimmte körperliche Aspekte kreisen

☐ Ich beschäftige mich sehr mit der Gefahr, von Krankheiten befallen zu werden.
Angst, Krebs, Aids, eine Herzkrankheit oder etwas anderes zu haben, obwohl der Arzt sagt, dass alles in Ordnung ist.

☐* Ich mache mir Sorgen, dass etwas mit meinem Körper oder meinem Äußeren nicht stimmt (Dysmorphophobie).
Die Befürchtung, an Gesicht, Ohren, Nase, Augen oder irgendeinem anderen Teil des Körpers fürchterlich entstellt zu sein, obwohl andere einem versichern, dass dies nicht so ist.

ZWANGSHANDLUNGEN

Säuberungs- und Waschzwänge

☐ Das Händewaschen nimmt bei mir unverhältnismäßig viel Zeit in Anspruch oder ist mit einem bestimmten Ritual verbunden.
Viele Male am Tag die Hände waschen oder langes Händewaschen nach der – tatsächlichen oder vermeintlichen – Berührung eines unreinen Gegenstandes. Dies kann sich auch auf die Arme bis zu den Schultern erstrecken.

☐ Ich habe übertriebene oder mit ganz bestimmten Ritualen verbundene Gewohnheiten, die das Duschen, Baden, Zähneputzen, Kämmen und Schminken oder das Benutzen der Toilette betreffen.
Handlungen, die der Körperpflege dienen, z. B. Duschen oder Baden, dauern Stunden. Wird die Abfolge unterbrochen, muss u. U. wieder ganz von vorn begonnen werden.

☐ Ich habe zwanghafte Gewohnheiten, die die Reinigung verschiedener Dinge im Haushalt betreffen.
Übermäßiges Säubern von Wasserhähnen, Toiletten, Fußböden, Küchentischen oder Küchenutensilien.

☐ Ich treffe andere Vorkehrungen, um nicht mit Krankheitserregern in Berührung zu kommen.
Familienangehörige darum bitten, Insektenvernichtungsmittel, Müll, Benzinkanister, rohes Fleisch, Farben, Lack, Medikamente aus der Hausapotheke oder

Katzendreck anzufassen bzw. wegzuschaffen, anstatt es selbst zu tun. Möglicherweise der Einsatz von Handschuhen, wenn sich der Umgang mit diesen Dingen nicht vermeiden lässt.

Kontrollzwänge

- ☐ Ich muss kontrollieren, ob ich jemandem Schaden zugefügt habe.
  Kontrollieren, ob man jemanden verletzt hat, ohne es zu bemerken. Andere bitten zu bestätigen, dass alles in Ordnung ist, oder anzurufen um zu fragen, wie es ihnen geht.
- ☐ Ich überprüfe, ob ich mich nicht selbst verletzt habe.
  Nach Blut oder Verletzungen suchen, wenn man mit scharfen oder zerbrechlichen Gegenständen hantiert hat. Häufige Arztbesuche, um sich bestätigen zu lassen, dass man unverletzt ist.
- ☐ Ich überprüfe, ob sich etwas Furchtbares ereignet hat.
  Die Zeitungen nach Berichten von Katastrophen durchforsten, die man glaubt, selbst verursacht zu haben (oder im Fernsehen auf solche Berichte warten). Andere fragen, ob man nicht einen Unfall verursacht hat.
- ☐ Ich kontrolliere, ob ich keine Fehler gemacht habe.
  Mehrfaches Überprüfen von Türschlössern, Küchenherden und elektrischen Anschlüssen vor Verlassen des Hauses; mehrfaches Überprüfen des Gelesenen, Geschriebenen oder Berechneten um sicherzugehen, dass einem kein Fehler unterlaufen ist.
- ☐* Meine Zwangsgedanken über verschiedene Dinge, die mit meiner gesundheitlichen Verfassung oder meiner äußeren Erscheinung zu tun haben, veranlassen mich zu überprüfen, ob alles mit mir in Ordnung ist.
  Sich von Freunden oder Ärzten bestätigen lassen, dass man keinen Herzanfall hat oder Krebs bekommt; häufiges Puls-, Blutdruck- oder Temperaturmessen; überprüfen, ob man schlecht riecht; sein Spiegelbild überprüfen und nach hässlichen Merkmalen absuchen.

Wiederholungszwänge

- ☐ Ich muss Dinge immer wieder neu schreiben oder lesen.
  Stunden brauchen, um ein paar Seiten eines Buches zu lesen oder einen kurzen Brief zu schreiben; besorgt sein, dass man nicht versteht, was man gerade gelesen hat; den hundertprozentig passenden Ausdruck oder Satz finden wollen; sich zwanghaft auf die äußere Form bestimmter gedruckter Buchstaben in einem Buch konzentrieren müssen.

☐ Ich muss bestimmte Routinehandlungen immer mehrfach durchführen.
Zahlreiche Wiederholungen von Handlungen durchführen z. B. beim Ein- und Abschalten von Geräten, Haare kämmen oder Betreten und Verlassen eines Raumes; Worte immer wiederholen zu müssen, bis sie »richtig« gesagt wurden; sich unwohl fühlen, wenn man diese Wiederholungen unterlässt.

Zählzwänge

☐ Ich habe Zählzwänge.
Dinge zählen wie Decken- oder Fußbodenfliesen, Bücher im Regal, Nägel in der Wand oder sogar die Sandkörner am Strand; mitzählen, wenn man bestimmte Dinge wiederholt wie z. B. das Waschen einzelner Körperpartien (Es gibt für viele »gute« und »schlechte« Zahlen, die bestimmen, wie oft jemand etwas wiederholen muss.).

Ordnungszwänge

☐ Ich habe Ordnungszwänge.
Papiere oder Stifte auf dem Schreibtisch oder Bücher im Regal ordnen; Stunden damit verbringen, Dinge im Haus in die richtige Ordnung zu bringen und sich darüber aufregen, wenn diese Ordnung gestört wird.

Hort- und Sammelzwänge

☐ Ich habe den Zwang, Dinge zu horten und zu sammeln.
Aufbewahren alter Zeitungen, Notizen, Dosen, Papiertücher, Verpackungen und Flaschen aus der Sorge, man könnte sie eines Tages einmal benötigen; unnütze Dinge von der Straße auflesen oder aus Mülleimern herausholen.

Andere Zwangshandlungen

☐ Es gibt Rituale, die ich im Geist ausführe (andere als Zählen oder Kontrollieren).
Im Kopf Rituale ausführen, z. B. Gebete aufsagen oder einen »guten« Gedanken denken, um einen »schlechten« wieder gut zu machen. Der Unterschied zu Zwangsgedanken ist, dass man diese Rituale einsetzt, um eine Angst zu bekämpfen oder um sich besser fühlen zu können.

☐ Ich muss anderen Menschen bestimmte Dinge sagen oder gestehen oder ihnen bestimmte Fragen stellen.
Andere Leute bitten zu bestätigen, dass alles in Ordnung ist; Taten zu gestehen, die man niemals begangen hat; glauben, man müsste anderen Leuten bestimmte Sachen sagen, um sich besser zu fühlen.

☐* Ich muss Dinge berühren, beklopfen oder an ihnen reiben.

Dem Drang nachgeben, raue oder heiße Oberflächen (z. B. Holz oder Herdplatten) zu berühren oder andere Leute im Vorübergehen zu streifen; glauben, man müsse einen bestimmten Gegenstand wie den Telefonapparat berühren, um die Erkrankung eines Familienangehörigen zu verhindern.

☐ Ich treffe Vorkehrungen (andere als Kontrollhandlungen), um Schaden von mir oder anderen abzuwenden oder das Eintreten furchtbarer Dinge zu verhindern.

Sich von scharfen oder zerbrechlichen Dingen wie Messern, Scheren oder Glas fernhalten.

c* Das Einnehmen von Mahlzeiten ist bei mir mit ganz bestimmten Ritualen verknüpft.

Nicht in der Lage sein, mit einer Mahlzeit zu beginnen, ehe alles auf dem Tisch in eine bestimmte Anordnung gebracht ist; beim Essen strikt auf die Einhaltung eines bestimmten Rituals achten; nicht essen können, bevor die Zeiger der Uhr nicht genau auf einem bestimmten Punkt stehen.

☐ Ich habe abergläubische Verhaltensweisen.

Nicht mit einem Bus oder einer Bahn fahren, deren Nummer eine »Unglückszahl« (z. B. 13) enthält; am 13. des Monats nicht aus dem Haus gehen; Kleidungsstücke fortwerfen, die man beim Vorbeigehen an einem Friedhof oder einer Leichenhalle trug.

☐* Ich reiße mir die Haare heraus (Trichotillomanie).

Mit den Fingern oder einer Pinzette Kopfhaare, Wimpern, Augenbrauenhärchen oder Schamhaare herausziehen. Dabei können kahle Stellen entstehen, die einen zum Tragen einer Perücke zwingen.

Arbeitsblatt 1 – 2 Behauptungen des Zwangsmonsters

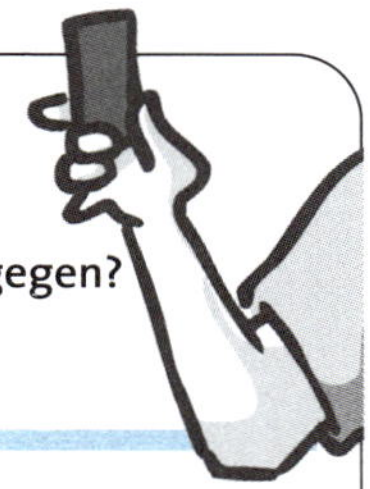

Behauptung	Welche wirken bei Dir?	Was behauptet Dein Zwangsmonster?	Was sagst Du dagegen?
Die Gefahr ist riesig.	☐		
Gefühle zeigen Gefahr an.	☐		
Übertreibung der Verantwortung	☐		
Wer schlechte Gedanken hat, ist ein schlechter Mensch.	☐		
Schlechte Gedanken sind das Gleiche wie schlechte Taten.	☐		
Schlechte Gedanken führen zu schlimmen Ereignissen.	☐		

Arbeitsblatt 1 – 3 Mein Zwangspuzzle

Familiäre Einflüsse

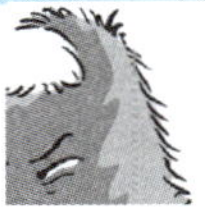

Biologische Bedingungen

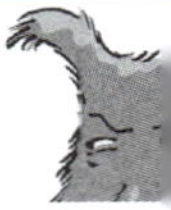

Die eigene Persönlichkeit

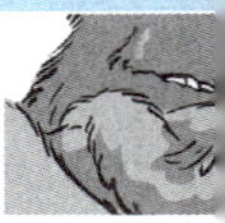

Wichtige Erlebnisse

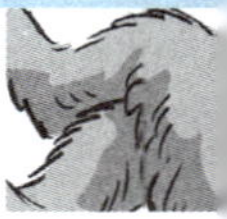

Behauptungen des Zwangsmonsters

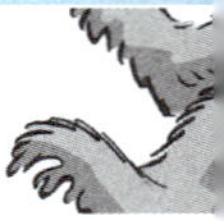

Arbeitsblatt 3 – 2 Der Vermeidung auf der Spur

Wann und wo vermeidest Du?	Was vermeidest Du?

Arbeitsblatt 3-1 Mein Zwangstagebuch

Wann und wo kommt der Zwang?	Zwangsgedanke	Wie hoch ist die …… (0 = gar nicht, 10 = ext

Was tust Du? (Zwangshandlung)	Was übernehmen andere?	Was vermeidest Du?

Arbeitsblatt 3 – 3 Übungsprotokoll

Übung: Datum:

Anspannung, unangenehme Gefühle

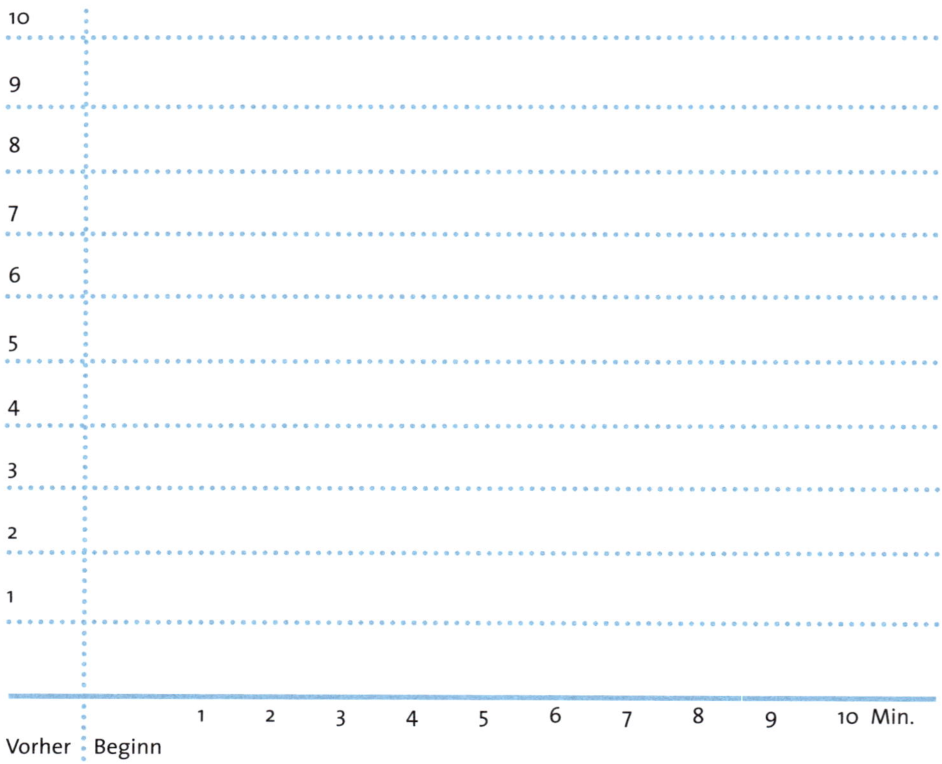

Arbeitsblatt 3 – 4 Zwangsleiter

Stärke Auslöser

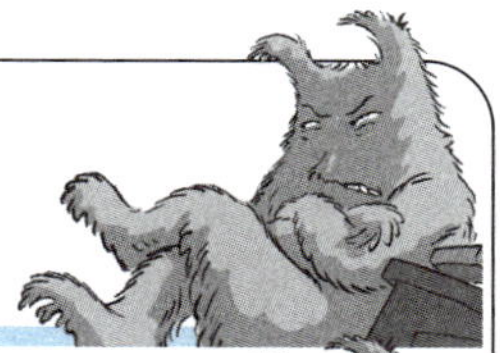

10

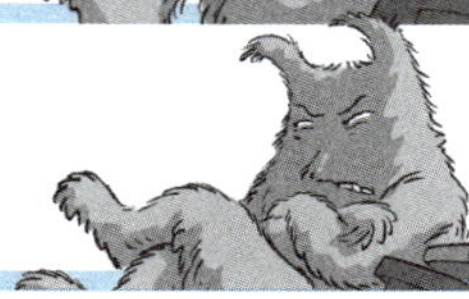

9

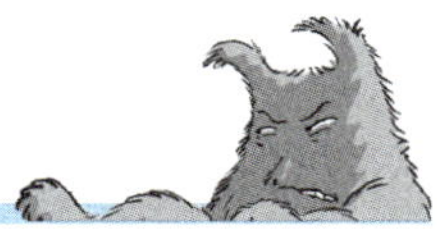

8

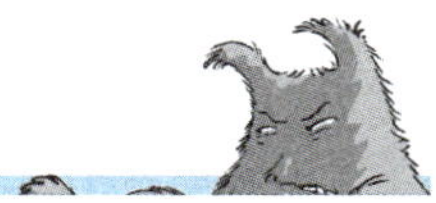

7

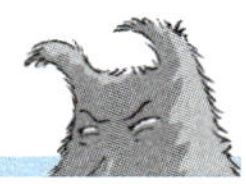

6

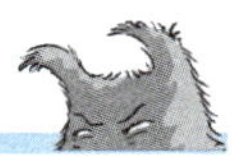

5

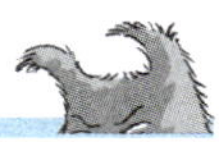

4

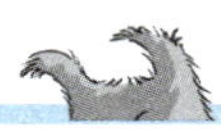

3

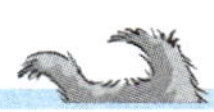

2

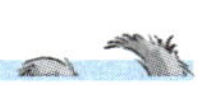

1

Arbeitsblatt 3 – 5 Übungsplan für die Woche

Übung 1 | Wie oft:

Übung 2 | Wie oft:

Übung 3 | Wie oft:

Sätze gegen den Zwang

Wie will ich mich belohnen?

Arbeitsblatt 3 – 6 Versprechen des Zwangsmonsters

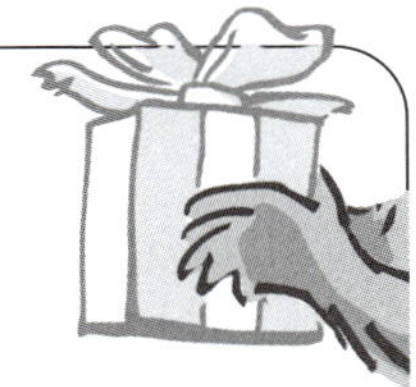

Kreuze an, was Du kennst	Problem	Typische Versprechen des Zwangsmonsters	Eine andere Lösung
☐	Unsicherheit	»Du wirst Dich nicht mehr so dumm fühlen.«	• Unterstützung beim Lernen finden, z. B. Nachhilfe. • Uns bewusst machen, dass ich ganz vieles gut kann, auch wenn ich in manchen Sachen nicht so gut bin. • Meine Eltern könnten mich mehr loben. • Wir suchen Hilfe bei einer Therapeutin.
☐	Sich unsichtbar fühlen	»Die anderen werden sich viel mehr um Dich kümmern.«	• Ich bitte meine Eltern, mehr Zeit mit mir zu verbringen, ohne dass es um Zwänge geht und schlage gemeinsame Aktivitäten vor. • Ich verabrede mich wieder öfter. • Wir suchen Hilfe bei einer Therapeutin.
☐	Dunkle Gedanken	»Wenn Du denkst und tust, was ich Dir sage, vertreibst Du Deine dunklen Gedanken.«	• Ich überlege, was mir hilft, weniger traurig zu sein. • Ich verabrede mich. • Ich spreche mit meinen Eltern. • Wir suchen Hilfe bei einer Therapeutin.
☐	Langeweile	»Wenn Du alle meine Aufträge erfüllst, wird Dir nie langweilig.«	• Ich suche mir Hobbies, mache z. B. Sport. • Ich verabrede mich.
☐	Schwierigkeiten	»Ich helfe Dir, dass die anderen Dich in Ruhe lassen.«	• Ich lerne, wie ich anderen freundlich sage, dass sie mir mehr Freiraum geben. • Ich besuche eine soziale Kompetenzgruppe oder suche Hilfe bei einer Therapeutin.

Deine Beispiele

....

....

....

....

....

....

....

Arbeitsblatt 4 – 1 Vereinbarungen in der Familie

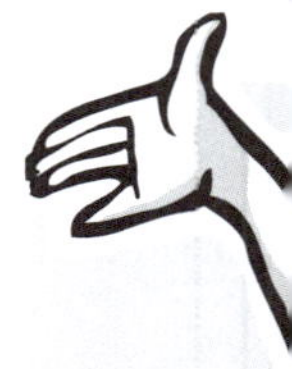

VERTRAG

zwischen:

.... (Dein Name) und .... (Name des Familienmitgliedes)

Was wollen wir vereinbaren?

Von jetzt an wird .... (Name des Familienmitgliedes) nicht mehr dem Zwang gehorchen. Dazu wird folgende Vereinbarung getroffen:

In der 1. Woche:

....

....

In der 2. Woche:

....

....

In der 3. Woche:

....

....

In der 4. Woche:

....

....

Wie gehen wir mit Wutanfällen um?

Wenn .... (Dein Name) wütend wird oder sogar .... (z.B. Schimpfwörter, Hauen, Sachen werfen), gilt folgende Regel:

....

....

(z.B. Abzug von der Medienzeit, Verlust von Privilegien)

Welche Belohnung soll es geben?

....

....

....

Hier ist Platz für Dich!

Zwangsgedanke:

Zwangshandlung:

Welche Auslöser möchtest
Du vermeiden:

Welche Tricks des Zwangsmonsters kennst Du?

Es übertreibt die tatsächliche Gefahr:

Es übertreibt die Verantwortung:

Es bietet falsche Erklärungen an:

Es macht falsche Versprechen:

Es behauptet, schlechte Gefühle sind
das Gleiche wie schlechte Taten:

Es behauptet, schlechte Gedanken
führen zu schlimmen Ereignissen:

Wie du die Zwänge loswerden kannst

Üben, üben, üben:

Gegen-Sätze sagen:

Unterstützung suchen:

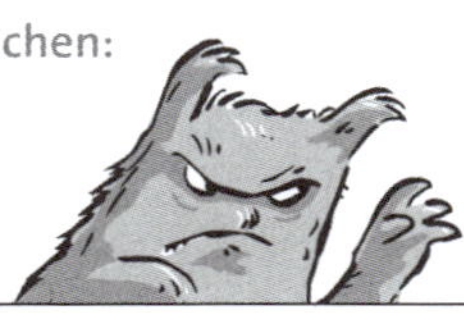